30岁以后的减肥方法要与众不同

[韩]朴相俊 著　千太阳 译

南海出版公司

2014 • 海口

图书在版编目（CIP）数据

30岁以后的减肥方法要与众不同 / (韩) 朴相俊著；
千太阳译. — 海口：南海出版公司, 2014.8
ISBN 978-7-5442-7204-9

Ⅰ. ①3… Ⅱ. ①朴… ②千… Ⅲ. ①减肥—方法
Ⅳ. ①R161

中国版本图书馆CIP数据核字(2014)第136739号

著作权合同登记号　图字：30-2014-047
Diet in 30's Should Be Different

This Simplified Chinese edition was published by Beijing Xingshengle Book Distribution Co., Ltd.in 2014 by arrangement with Woongjin Think Big Co., Ltd., KOREA
through Imprima Korea Agency and Qiantaiyang Cultural Development (Beijing) Co., Ltd.

30 SUI YIHOU DE JIANFEI FANGFA YAO YUZHONGBUTONG
30岁以后的减肥方法要与众不同

作　　者：［韩］朴相俊
译　　者：千太阳
责任编辑：张　媛　王雅竹
特约编辑：孙豆豆
装帧设计：刘红刚
出版发行：南海出版公司　电话：（0898）66568511（出版）　65350227（发行）
社　　址：海南省海口市海秀中路51号星华大厦五楼　邮编：570206
电子信箱：nhpublishing@163.com
经　　销：新华书店
印　　刷：北京彩虹伟业印刷有限公司
开　　本：787毫米×1092毫米　1/16
印　　张：14
字　　数：230千
版　　次：2014年8月第1版　2014年8月第1次印刷
书　　号：ISBN 978-7-5442-7204-9
定　　价：32.00元

确认这本书是否就是写给你看的!

- □ 过了30岁，身体就不再像过去一样。
- □ 爬楼梯爬三层以上就会气喘吁吁。
- □ 虽然体重没有增加，但是20多岁穿的衣服已经穿不进去了。
- □ 近六个月的时间里，没有进行过高强度的运动。
- □ 体检之后，接受过医生重复检查的建议，或者曾经被诊断为腹部肥胖、高血压、高血糖、胆固醇过高（中性脂肪增加或者HDL胆固醇减少）等。
- □ 20多岁的时候，曾经尝试过两种以上的减肥方法，比如，当时非常流行的柠檬减肥法、丹麦减肥法等，但都是以失败告终或者出现了反弹。
- □ 与10年前相比，体重增加了5公斤以上，裤子的尺码也大了2英寸以上。
- □ 虽然预订了三个月的健身会员卡，但是真正去锻炼的时间连一个月都不足。
- □ 很久未见的朋友对自己说过“你怎么变成这样了”。

以上的选项中，如果您符合4项以上的话，就有必要认真地阅读这本书了。

"体重还是原来的体重，可是为什么肚子和腰变成这个样子了？"

"本来在体力上是很有自信的，但是一过三十，身体状况马上就走下坡路了。"

"每天有做不完的工作和家务活，可是腰上的肉却在不停地增多，真不知道该怎么腾出时间进行减肥运动。"

"心里明明知道得做运动，身体却疲惫得连手指都不想动。"

"只吃鸡胸脯和蔬菜这两种食物，哪有精力在公司努力工作啊？"

"晚上要准备孩子的饭菜还有丈夫的饭菜，做这一桌饭就已经够累的了，哪还有精力准备减肥食谱啊？"

"每天都在坚持做仰卧起坐，可是肚子上的肉却没有一点减少的迹象。"

"每天都在很努力地做有氧运动，可是为什么一点减肥效果都没有呢？"

Prologue
序言

过了30岁，人们会经历人生中最大的变化

我已经是一个30多岁的人了，和韩国大多数已经超过30岁的人一样，我也已经结了婚，并且有了下一代。在医院，我担任“医生”一职，回到家里担任“育儿”一职，这段时间里，我休息时和工作时没有任何区别。原本为了筹备一个属于自己的家而准备的请约储蓄（编者按：请约储蓄为韩国申购房屋专有的制度），不知何时变成了泡影。看到存折里每个月交付的终身保险金额，心里也会得到一些安慰。为“自己”准备的时间渐渐减少，为“家人”准备的时间逐渐增加，很自然地就会更加熟悉“家人”这个名称，而不是“我”。每年一到年假，就会很自然地为家人进行规划，打听各种旅游场所。度过忙碌的假期后，也会慢慢地意识到自己的身体状况发生了明显改变，也会对自身的健康问题进行深刻的思考。

“和过去相比，身体状况完全改变了。”

“虽然像过去一样进行运动，也对饮食作了调整，但是，为什么体重还是不见减少呢？”

“看来现在是真的需要好好地进行自身健康管理了。”

大部分超过30岁的人应该都会发出上述感慨。30岁以后与20多岁的时候相比，身体状况已经变得完全不同，一到周末，就想让自己的身体深深地埋进沙发里，手指头也只有在按遥控器的时候才会动，身体就会疲倦到这个程度。几年前，我刚过30岁时，发现自己的身体怎么突然间发生这么大的改变，对此十分苦恼。每每感到自己的体力变得越来越不如从前，内心就会非常不安。在韩国，我是一个再普通不过的30岁以上的职场人士。事实上，从20多岁开始，从医科大学毕业之后，我就开始了职场生活，那时我的身体状况就开始以光的速度快速变坏。因为我把在医院和家庭中受到的所有压力，都通过饮酒和暴饮暴食的方式加以释放。但是，作为一名比任何人都了解身体和健康的医生，我知道自己再也不能这么自暴自弃了，之后，我开始搜集各种有助于减肥的信息，然后进行分析并且开始付诸行动。在这个过程中，我发现了一个让人非常吃惊的事，那就是很多人把一些根本没有任何科学道理的减肥方法当作定理进行减肥运动。从那时开始，我不仅学习了专业的减肥知识，还研究了关于运动、营养和体型的有关资料。以此作为基础，我成功地减掉了将近20公斤的脂肪，塑造了现在结实、线条感很强的身材。

作为一名对人们的身体健康负责的医生，到了30多岁这种不利于减肥的年龄，我却得到了"完美身材医师"的称号。作为经历了这一减肥过程的人，现在我完全可以非常自信地告诉别人，20多岁的时候运用的减肥方法，为什么对于30多岁的人会完全行不通。还有，对于30多岁的人而言，减肥是一件多么重要的事以及什么样的减肥方法最有效。

30岁之后，需要与众不同的减肥方法

过了30岁，人们的身体状况开始发生变化，所关注的东西也会与之前有所不同。20多岁的时候，我们关注的通常是漂亮的衣服、皮鞋和皮包。但是，不知从什么时候开始，我们关注起对身体有益的健康食品。而且，我们变得不知不觉地想要主动地服用维生素、欧米伽-3等保健药品，还会搜集各种保健药品的信息。与20多岁的时候不同，过了30岁，我们有固定的收入，经济方面相对稳定一些。这时，我们已经具备购买健身器材、机能性食品、维生素和营养食品的能力。我们会更追求质

量，如果一件东西对身体有好处而且效果真的非常好的话，在某种程度上，我们也会产生想要为此支付的欲望。

30岁之后，我们已经积累了一定的生活经验，可以分辨出信息的真假，不会再像20多岁的年轻人那样盲目、随性。到了30多岁的年龄，我们都会知道明星们做的减肥药品广告，并不是说，他们是吃了那些药才变得那么瘦，而是通过运动以及饮食调节的方式成功减肥的。还有那些适用于任何病症的灵丹妙药以及健康机能性食品的广告，我们也能判断出都是谎言。简单地说，就是到了这个年龄段，我们也会变得更加理性、更加现实一些。

相信正在阅读这本书的人中，有很大一部分都曾经购买过各种减肥食品、减肥药品、保健药品或者运动器材，而且现在依然还有人相信并且服用着那些据说能够帮助分解脂肪的减肥饮品和膳食食品。但是，服用了这些产品之后到底产生了什么效果呢？是否真的像广告里所说的那样，变得苗条、变得健康了呢？

这本书讲述了过了30岁后我们身体的现实状况，帮助我们了解到为什么我们的身体会出现这样的变化，以及最现实性的解决办法是什么。面对“一个月保证能减掉5公斤脂肪！”等这种具有超强刺激性语言的广告，人们往往会上当受骗。本书告诉我们的是，30岁以后，如何进行更具现实性和科学性的减肥。这本书并不是告诉读者们一周内能减掉多少公斤的脂肪，或者一个月内能瘦多少的运动方法和食谱。相反，这本书会告诉各位读者，那些仅仅用几个月的时间就能像明星那样拥有明显的腹肌，或者让人一眼就看出瘦了一圈的减肥方式会对身体产生不好的影响。还告诉读者们30岁之后身体开始出现变化的时候，适合这个时期的并且适合我们生活方式的最具有现实性最有效的减肥方法，以及保持健康的方法。让大家过了30岁，仍然能够塑造出比20岁的时候更加美丽健康的身材。

朴相俊

2013年5月

Contents

Why? 分析原因篇

How to! 解决方法篇

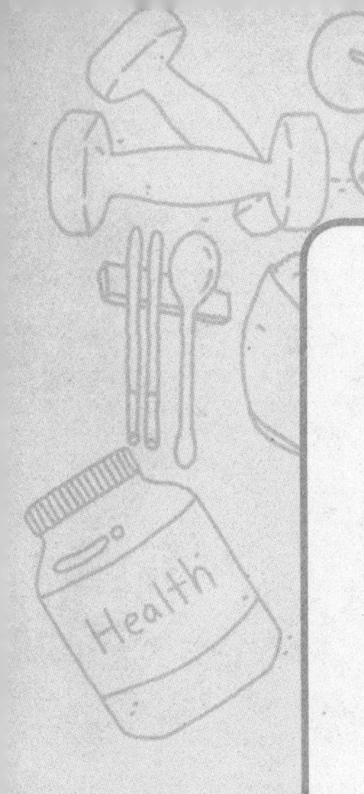

Why not? 最后的通知篇

Bonus Page

30岁以后，能够帮助减肥的方法！

Why?

30岁以后的减肥方法要与众不同

分析原因篇

“体重还是原来的体重，可是为什么肚子和腰变成这个样子了？”

“本来在体力上是很有自信的，但是一过三十，身体状况马上就走下坡路了。”

Part 1

为什么到了30岁，身体就会变得比20岁的时候更胖？

为什么到了30岁，身体就会变得比20岁的时候更胖？

很多人都有这样的感受，吃的喝的明明和20多岁的时候一样，但是一过三十，身体就出现了非常明显的变化。那么，30岁之后，我们的身体到底发生了怎样的变化呢？

01

30岁以后，肚子越来越大是自然现象？

听到别人说“过了30岁，身体就和从前完全不同了”。这样的话，你是否也会不知不觉地跟着点头呢？虽然体重和20多岁的时候相同，但是穿衣服却没有以前那么好看了。不知从什么时候开始，腹部和腰上也开始出现游泳圈。如果喝酒喝得稍微多一点的话，第二天就会像在地狱一般痛苦，而且，身体出现这种变化的人并不止一两个。那么，我们的身体到底为什么会产生这样的变化呢？

30岁以后，身体会变成容易发胖的体质

让我们从结论开始说起吧。大部分的人从30岁开始，即使吃的食物量和运动量与20多岁的时候相同，也会感到身体与之前不一样了。其中，最重要的原因就是，我们的身体系统本身悄悄地变成了容易发胖的体质。过了30岁，原本勤劳工作的身体开始渐渐地变得懒惰。那是因为，虽然我们的身体依然工作着，但是身体机能已经明显比不上20多岁的时候了。如果想要透彻地理解这种现象，首先，我们就要了解体内产生的具有代表性的变化，也就是激素的分泌状况和肌肉质量的下降现象。

我们的身体都是通过各种系统性的命令进行活动的，控制这种命令体系的就是“激素”。大脑中分泌“女性激素”，卵巢才会排卵，子宫内膜才会脱落，从而出现生理期现象。饭后，血液中的葡萄糖浓度会上升，这会刺激胰脏分泌一种名为“胰岛素”的激素。胰岛素会将血液中的葡萄糖储存到肝脏或者肌肉中，从而降低血液中的血糖浓度。我们的身体所发生的种种变化，都是通过激素进行调节的。

30岁之后，体内发生最大变化的激素是“成长激素”和“性激素”。顾名思义，成长激素具有让所有器官都能成长起来的作用。骨头的末端会形成新的骨头，个子会渐渐地变高，肌肉、韧带和皮肤等组织也会随着一同成长。在这种激素的作用下，我们的身体也会持续地进行活动。成长是一种“消耗能量的过程”。即使我们一动不动地躺在沙发上，我们体内的所有器官也在持续地进行着活动。心脏会持续跳动，将血液送往体内各个部位。成长激素不仅能够调节大脑中分泌的激素量，还会给身体内所有的组织传达命令。小肠和大肠通过持续蠕动来消化摄取的食物，吸收食物中的营养成分，同时把废物输送到大肠的末端。

而这种人们用来维持生命活动，身体需要消耗的最低能量叫作“基础代谢量”。每个人的基础代谢量都不同，也会受到很多因素的影响，到了30岁之后，成长激素的分泌量就会减少，身体组织的成长率就会降低，这也会最终导致身体内部代谢量的减少。当成长激素分泌得比较旺盛，体内所有器官都在“成长”的时候，身体内的代谢量自然也会增加。但是，如果成长激素的分泌量减少的话，身体组织在成长的过程中需要消耗的能量也会减少，从而导致代谢量的减少。之所以无法避免这种“随着年龄增长的肉”，其根本原因正是如此。

随着年龄的增加，女性激素也会出现非常重要的变化，从而导致“体型的变化”。20多岁的女性体内分泌女性激素，在大腿和臀部囤积脂肪，从而塑造出适合怀孕和分娩的身材。但是，从30岁开始，这种脂肪就会从大腿和臀部转移到腹部。如果说，20多岁的女性感到最苦恼的身体部位是大腿等下体肥胖的话，那么，到了30岁之后就会恰恰相反，因为到了这个年龄段，让人苦恼的不是下体，而是腹部多余的脂肪。

如果男性激素的分泌量降低的话，就会导致肌肉质量的下降。因为维持和提高肌肉质量的关键要素就是男性激素。不仅男性激素如此，其他各种激素的变化也都会最终导致人体肌肉质量的下降，而出现这个问题的转折点就是30岁。一般情况下，在10到20多岁，人体的肌肉质量会持续上升，但是到了30岁之后，肌肉质量就会持续降低。一般到了35岁左右，男人的肌肉量每年会减少150g，而女性则是每年减少100g左右，通常肌肉老化的速度就是这样的。每1公斤肌肉每天大概需要消耗13～30千卡左右的能量，但是随着年龄的增加，肌肉质量就会降低，代谢量也会随之减少。

02

一有压力，首先想到的就是啤酒和炸鸡

将近30岁或者正在经历30岁的你，正在过着什么样的生活呢？现在的你是否非常悠闲富裕，对未来的生活充满了希望呢？其实，在我们的生活中，除了一小部分人之外，大部分的人都在承受着经济上的、精神上的以及肉体上的压力。事实上，在韩国，大部分30多岁的人的生活并非充满喜悦、希望和快乐，可以说他们感到更多的是烦躁和愤怒，还有一种被剥夺自由的感觉。生活中有太多的事物，让30岁之后的人们承受着很多压力。

压力和食欲存在着紧密联系

你用什么方式发泄压力呢？虽然每个人发泄压力的方式都不相同，但是，我们都会有这样一个共同的发泄方法 ，那就是“吃”。有些人喜欢喝上满满一杯奶沫的咖啡，通过这种方式发泄压力；还有一些人喜欢跟比较亲近的公司同事或者朋友，一起喝啤酒吃炸鸡来相互安慰。不管是咖啡还是啤酒加炸鸡，大部分30多岁的人用来发泄压力的方式就是“吃”。

日子一天天过去，我们渐渐发现身体到处都堆积着多余的脂肪。想变胖很容易，但是，如果想要变瘦的话，那就不是件容易的事了。最后，这些多余的脂肪又会对我们造成压力，为了消除这种压力，我们又会选择吃来排解。有些人认为：“上了年纪都会变这样，放弃的话，生活会更轻松一些。”他们很早就放弃了减肥。也有一些人认为：“才不过30多岁而已，长点儿肉又算什么呢？只要饿几天很快就会瘦下来的！”所以，他们也会对这种身体的变化置之不理。

你是那种受到压力就会不吃饭的人，还是那种反过来会吃得更多的人呢？有些人如果感到身体非常疲劳的话，他们的食欲就会大大降低，身上的脂肪也会迅速地被减掉。但是，也有一些人越是有压力越是食欲大开，反而变得更爱吃高热量的食物、碳水化合物和高脂肪的食物。你是属于前者，还是属于后者呢？

如果你属于前者的话，越是感到疲劳越是有压力的时候，你的食欲就会降低，这时候你的体重就会减轻。但是，如果你属于后者的话，也就是对压力比较敏感，越有压力越有食欲的话，十有八九，你的体重和腰围就会逐渐增加。

在韩国，大多数30多岁的人都是属于后者的。事实上，近10年的时间里，30岁以上的人群中，属于肥胖的人数已经增加了将近两倍。大韩民国的30多岁的人群中居然会出现如此令人心痛的事情，而且导致这种现象的罪魁祸首居然是压力。

03

应激激素在控制我们的身体

面对压力，我们与傀儡没有什么区别。每次有压力的时候，我们都会下定决心，下次如果有压力，一定会用运动代替啤酒和炸鸡，但是，每次这样的决心都会稍纵即逝。一想到事事都要唠叨的上司，我们就会充满压力，等到清醒之后，才突然间发现了一桌子的空酒瓶和鸡骨头，嘴里还咬着最后一块油腻腻的炸鸡，这样的事再也不是只会发生在别人身上了，我们自己已经对此再熟悉不过。发生这样的事，我们不能单单责怪自己的毅力不够，其实是我们体内的应激激素在操纵着我们的身体。

“激素”也是压力和食欲产生关联的因素

胃会分泌一种名为脑肠肽的激素，当有食物进入胃的时候，这种激素的分泌量就会减少。这时，大脑就会接收到“胃里已经进入食物了，别再吃了”的信号。相反的，如果我们在某段时间内禁食，导致胃里没有什么食物的话，脑肠肽的分泌量就会增加，这样一来，食欲就会增加。

最近，有研究表明，一个人承受的压力的大小会影响脑肠肽的分泌量。也就是说，如果一个人承受的压力越大，脑肠肽的分泌量就会增加，这也会导致人的食欲增加。而且，这种连锁反应，最后会像身体内产生的自然反应一样牢固。也就是说，会让人养成一种只要一有压力就会寻找食物的习惯。

当我们受到压力的影响，产生想要吃东西的欲望时，如果我们吃了食物的话，压力就会在一定程度上得到释放。那是因为摄取食物会刺激大脑中的opioid系统，opioid是大脑中分泌的一种化学物质，它能够让人产生一种“快乐”和“满足”的感觉。通常我们所说的“内因性吗啡”就是opioid。当大脑中分泌这种opioid后，人们就会感到快乐和满足。这种opioid系统会产生良性循环，简单地说，就是人们一旦获得了这种快乐和满足感之后，就会产生更加强烈的欲望。也就是说，被食物激活的opioid系统，会让人对食物产生更加强烈的欲望。

当我们受到压力时，食欲会变得更加强烈，我们会通过摄取食物的方式来发泄压力。有过一两次这种经验之后，我们的大脑就会形成一种“压力→摄取食物→发泄压力”的反应线路。如果之前我们是因为受到压力导致食欲的增加，然后寻找食物的话，那么到后来，随着这种模式反复的次数的增加，我们就会不经过大脑的识别，自动地开始摄取食物。

而诱导我们产生这种行为的是大脑中分泌的名为“多巴胺”的激素，也就是说，我们一受到压力就会吃食物的行为，是受到多巴胺的影响，我们的这种行为就像习惯一样，是自动产生的。而且，这种连锁反应一旦形成就很难改变。就像一个人受到了很大的创伤之后，即使伤口愈合了也会留下疤痕。我们的大脑一旦形成了“压力=摄取食物”的反应系统，就会很难消除，永远存在于我们的大脑中。受到压力就会吃东西，即使我们知道这么做是不对的，但是却很难控制这种行为。所以，减肥的时候，调节压力非常重要。

如果我们的大脑还没有形成这种自动反应的话，我们就需要提前对此有所防范才行。如果这样的习惯已经固定，一有压力我们就会习惯性地去吃食物的话，我们就需要尽快找到走出这种困境的方法才行。

关键是过度的压力

其实，压力并非只会产生坏影响。适当的压力反而能使人产生适当的紧张感，起到警觉的作用，从而提高运动和工作效率。但问题的关键是，韩国30多岁的人群承受着太过沉重的压力，来自家庭与职场的沉重压力有时候甚至会让他们感到极其疲惫，他们是承受着最大压力的一代人，而这样的30多岁的人群却在不断地增加。

超过一定程度的压力，不只是单纯地会让人的情绪和状态变得不好，甚至会改变整个身体系统。那是因为压力会影响体内各种激素的分泌量。压力会对分泌肾上腺素等激素的交感神经和分泌名为皮质醇的应激激素的肾上腺皮质产生直接性的影响，如果受到过度的压力影响，体内分泌的激素就会失去原有的均衡，最后，身体就会出现很多问题。

+压力与业务执行能力之间的关系　出处：《最新家庭医学》

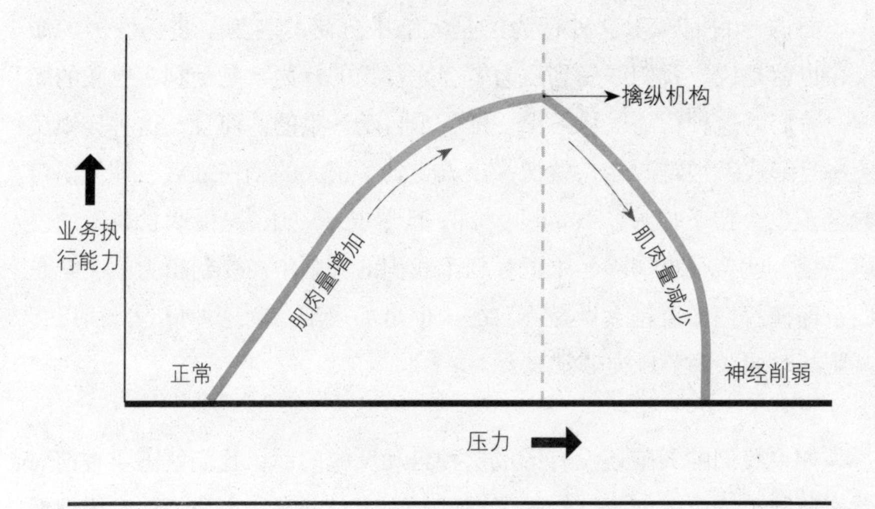

上图说明了对于不同程度的压力，身体内部产生了不同的变化。通过上图可以看出，压力产生的初期，交感神经和集中力变得非常活跃，提高工作和运动效率的激素就会占据上风。但是，当压力超过了一定程度，人体就会过度地分泌应激激素，也就是皮质醇，这样一来，就会使人的疲劳感增加。初期，适当的压力能使人提高业务执行能力，但是，超过了一定程度的压力就会使人的集中力急剧下降，成为增加疲劳感的主犯。

被称为应激激素的皮质醇，分泌量适当的时候会刺激免疫系统，具有提高抵抗力、增加身体防御能力等良好的作用。但是，如果皮质醇分泌过度的话，就会对我们的身体产生不好的影响了。就像之前强调的那样，激素的分泌最重要的是“均衡”。

在这一点上，被称为应激激素的皮质醇也是如此。特别是皮质醇过度分泌的时候，会导致肌肉量减少，内脏的脂肪量增加。而肌肉量的减少最终会导致代谢量的减少，也就是说，身体就会变成容易长肉的体质。而且，随着内脏脂肪量的增加，脂肪分泌的容易使人产生炎症的激素会直接进入肝脏，从而增加得糖尿病、心血管疾病的风险。

大部分30多岁的人通常都会追求健康和美容，如果想要达到这两个目标，成功地实现理想中的减肥计划的话，就需要对压力进行适当的调节。激素很难按照自己的意志进行有效的调节。就像男性激素和女性激素是不可能按照自己的意愿进行调节一样，所以，激素的分泌量的增加或者减少并不是以人的意志为转移的。压力和食欲的关系也是如此，只是每个人有着一定的差异而已。

对于那些对压力和食欲比较敏感的人而言，不能单单责怪他们没有“意志力”。因为我们必须要明白，在这个过程中，人体需要经历生理方面的这种连接锁反应。到了30岁以后，单纯地少吃东西多运动是不行的，关键是要调节压力，这一点非常重要。

和20多岁的时候一样，但是却不见功效

到了30岁之后，女性说的最多的就是“和以前一样，但是却不见功效”这类的话。以前，参加朋友的婚礼之前，只要饿上一周左右就能很轻松地减掉1～2公斤的脂肪，但是现在，无论怎么努力，体重都是稳如泰山毫无变动。以前，夏季到来之前，提前三个月进行减肥就能达到目标。但是现在，想通过三个月就达到减肥目标是完全不可能的事。不仅如此，时间久了，甚至还会产生放弃减肥的念头。

大部分的女性都会说，即使像过去一样饿着肚子，也不会出现减肥的效果，这类女性的共同点就是非常擅长节食，却打死都不愿意做运动。通常，这类女性都是在20多岁的时候，通过过度节食的方式重复地进行了减肥。那么，20多岁的时候，这种过度节食的减肥行为，到底对身体产生了怎样的影响呢？

04

20多岁的时候，不吃饭能瘦身，但是自30岁开始行不通

减肥和塑身已经成了现代人的生活必修课，虽然我们的周围也有一生中都未曾减过肥的人，以及即使大腹便便也毫不在意的人。但是，在当今社会，形象非常重要，这一点我们不得不承认。特别是对女性而言，减肥几乎成了她们一生的事业。不管处于什么年龄段的女性，大部分都会把减肥当作人生中的必修课。但是，由于她们运用的减肥方法不同，到了30岁之后，她们的身体反应就会出现巨大的悬殊。

30岁开始已经不利于减肥了

很多人都是以体重减轻了多少为基准来衡量减肥成功与否。当然，体重减轻的确是减肥的基本目标之一，但是，最重要的一点并不是体重的减少，而是身体的哪个部位改变了，才使体重减少了。到底是肌肉减少使得体重减少，还是脂肪减少之后导致体重减少的，这两者之间的差异非常重要。

不做任何运动只通过节食的方式进行的减肥，通常都是肌肉量减少导致的。这种极端的减肥方法，多数只能产生短暂的效果，很难一直持续下去。因为，大部分的人结束了减肥计划之后，还是会跟平时一样重新开始正常饮食，这时很多人都会尝到反弹的滋味。但是，有个问题值得我们注意，减肥的时候减少的是肌肉量，反弹的时候增加的却是脂肪量。

不做运动只通过节食的方式减轻体重，减肥结束后又开始正常饮食然后又胖起来的模式重复的次数越多，减少的肌肉量就会越多。所以，即使维持了相同的体重，时间越久，肌肉量减少的就越多，脂肪量却增加到使身体完全改变了。如果这样的减肥模式已经重复了10年以上的话，现在的身体又是什么样的状态呢？这也是为什么到了30岁，再也无法像20多岁那样，通过相同的方法进行减肥的原因。

20多岁的时候，由于我们的体内分泌着能够提高代谢量的成长激素，肌肉量会自动维持，稍微饿上几天，我们就能轻松地减少体重。但是，到了30岁之后，身体内部激素分泌量的变化以及肌肉量的减少，会导致代谢量的减少。随着年龄的增长，20多岁时错误的减肥方式，很自然地就会导致我们的身体出现肌肉量和代谢量减少的状况，从而使得我们的身体迅速老化，最终变成非常不利于减肥的体质。到了30岁之后，即使运用20多岁时常用的方式进行减肥，我们的身体也不会产生任何的变化，这就是身体传达给我们的警报。如果我们依然运用这种错误的方式进行减肥的话，我们的身体最终会变成永远无法挽救的状态。

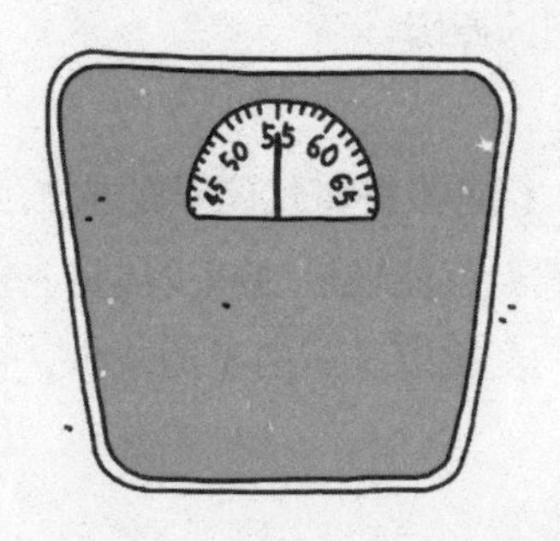

How to!

30岁以后，需要不一样的减肥方法

解决方法篇

"每天都有做不完的工作和家务活，可是腰上的肉却在不停地增多，

真不知道该怎么腾出时间进行减肥运动。"

"心里明明知道得做运动，可是身体却疲惫得连手指都不想动。"

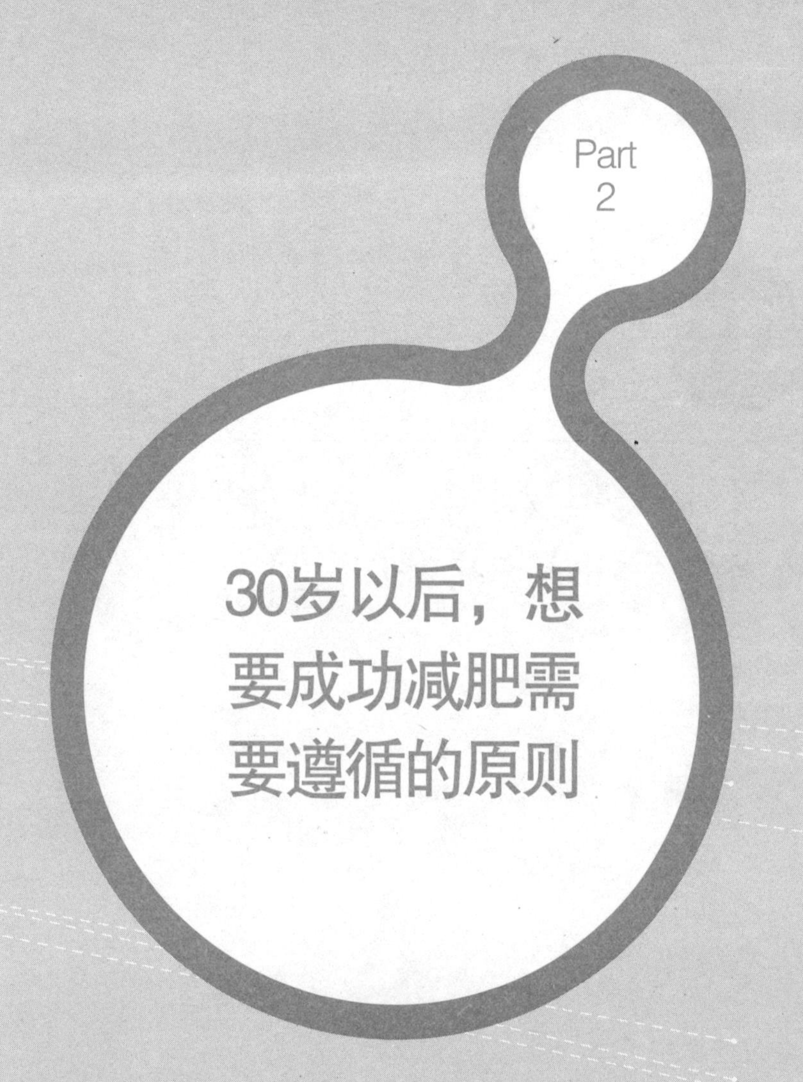

Part 2

30岁以后，想要成功减肥需要遵循的原则

人们常说："当我们意识到晚了的时候，证明真的已经晚了。"但是，这句话对于30岁之后的人而言，并不一定适用。虽然和20多岁的时候相比，此时我们的身体状况的确已经非常不利于减肥，但是这并不意味着已经无法挽回。因为，30多岁的人还很年轻，身体也非常健康，所以，只要通过正确的方式进行减肥，我们完全可以塑造出完美的身材，变得越来越美丽。

那么，30岁之后，如果想要成功减肥的话，需要遵循的原则有哪些呢?

01

30岁以后，制定正确合理的减肥目标

对于30多岁的人而言，如果有人问你：“减肥的目的是什么呢？”大部分的人都会说：“为了更加健康、更加美丽啊。”那么，除了这种不着边际的回答之外，你是否认真地思考过自己究竟为什么要减肥呢？既然说到了健康问题，那么，减肥对我们身体的哪个部位有益呢？你是否考虑过这些问题呢？

什么样的减肥方法才是健康的

首先，让我们了解一下医学上健康减肥的基准吧。从医学上来讲，如果我们的身体指标已经满足了以下两个条件，却还在继续减肥的话，那么，我们这种减肥行为并不是为了健康，而是单单为了美丽。

+ 肥胖度计算方法

身体质量指数（Body Mass Index）【体重（kg）÷身高的平方（m^2）】：18.5～23.9

腰围：男 90cm，女 85cm

现在，你的身体状况是什么样的呢？如果你的身体质量指数Body Mass Index在18.5～23.9之间，男性的腰围在90cm以下，女性的腰围在85cm以下，并且没有高血压、糖尿病和高血脂等内科方面的疾病的话，那么，可以说你现在并不是在健康减肥，而是单纯地为了美丽而进行的减肥。

如果我们身体的客观指标没有改变的话，单纯地降低血压或血糖浓度并不能使我们的身体变得更加健康。但是，如果通过减肥，我们变得更有活力、更有自信了，这些就足以证明我们变得更加健康了。也就是说，以医学方面的基准来看，即使不肥胖，也可以通过减肥变得更加健康。所以，即使我们的体重正常，如果是为了变得更有活力而进行的减肥，那么，可以说我们并不只是单纯地为了“美容”而进行的减肥。根据不同范围内的健康概念，也就是狭小范围内和更大范围内的健康，即使减肥结果相同，也会有“变得健康了”或者“没有变得更健康”等不同的结论。

通过减肥来塑造完美身材需要解决的问题

根据医学基准来看，如果那些不需要减肥的人，通过减肥变得更漂亮了，也因此获得了自信的话，也可以说他们变得更加健康了。但

是对变得健康的定义这么广泛，身体状况变得越来越糟的事例也是频频出现。

如果按照“完美身材”这个基准进行减肥塑身的话，那么，无论是从狭隘的范围还是从广义的范围来看，失去健康的概率更高。如果想要塑造出在电视上经常会看到的那种完美身材的话，首先需要按照季度减少体内的脂肪。为了达到这种效果，就需要节食，并且进行高强度的运动，而这种高强度的运动会让体内不同的肌肉骨骼器官处于负伤的危险境地之中。

为了能够塑造出完美的身材，每天吃红薯和鸡胸脯肉来维持生活，然后开始高强度的运动，这样的减肥就完全变成了只为“美容”而进行的事情。如果你的减肥目的中包含了“健康”，就先修改一下不切实际的减肥计划吧。首先要改变的想法就是——非得塑造出所谓的“眼前一亮”的完美身材。

30岁之后，我们已经有了一定的生活经验——对这个世界多少有所了解。所有人都会向往那种完美身材，但并不是谁都能拥有的，正因为如此，才会有那么多的人向往。如果吃几块鸡胸脯肉、举几次哑铃就能塑造出所有人都向往的腹肌的话，谁还会羡慕拥有腹肌的人呢？有得必有失，这是世间不变的真理。如果你想获得别人所没有的腹肌，那么，无论是在狭隘的范围还是广义的范围，你失去“健康”的可能性就会变得很高。

再问问自己，减肥的目的是为了健康，还是为了美丽，还是两者都是？将什么定为目标、要放弃什么、要得到什么或者两者皆要，无论目标是哪一个，最终还是要自己来作选择。

如果已经定好了目标，就让我们选择正确的减肥方法吧。演艺圈的明星们向大家讲述的所谓的减肥秘诀，那种极端的减肥食谱和运动方法，只适合那些作好心理准备宁可牺牲健康也要获得美丽的人，并不适合那些既要健康也要美丽的人。首先，让我们确定一下自己到底要走哪条路吧。“你减肥的真正的目的是什么？”

02

腾出只属于自己的时间

如果已经确定了减肥目标，接下来该做什么呢？难道要制订从早到晚紧张有序的运动计划和减肥食谱吗？去健身房锻炼身体？搜集正确的减肥信息？以上这些对于10多岁或者20多岁的人群而言，或许是最重要的。但是，到了30岁之后，与这些机械性的计划相比，更重要的就是要认识到“自己”的重要性，腾出只属于自己的时间。

30岁以后，只属于自己的时间变少了

对于30岁以后的人而言，他们不仅有了家庭，而且需要重视各种社会关系。所以想要腾出只属于自己的时间进行运动，或者为自己准备减肥食谱并不是件容易的事。对于需要准备全家人饭菜的女性而言，只准备自己的减肥食物，是否具有可行性呢？对于刚开始职场生活的男性而言，如果每天都带着适合减肥的盒饭，不仅携带不方便，而且周围同事以及其他人的目光更会让他们感到尴尬。他们还会产生“这种突兀的行为会不会导致周围的人孤立自己？”等想法，所以，最终他们还是会选择和同事们一起吃炸酱面和糖醋肉，这就是现实生活。但是，一个人生活也并没有什么好处。看看我们周围那些30多岁还一个人生活的人吧，很多时候，他们都是随便地对付吃些东西，结果身体变得越来越糟糕，这样的事情随处可见。

实际上，对于减肥的人来说，最大的问题是他们没有多余的时间为自己投资。看看那些成天为孩子和丈夫的饭菜费尽心思，但是却经常会忽略自己的家庭主妇吧。她们刚刚满周岁的孩子吃的全部都是各种有机食品，连使用的餐具都是无公害产品。但是，到了她们自己身上，通常都是大米饭加上几样小菜就匆匆忙忙地解决了。而且因为忙，很多时候她们甚至会随便对付吃碗面。

吃着这样的食物是绝对不可能成功减肥的。为了健康地减肥，必须摄取新鲜的蔬菜和优质的蛋白质。但是，这样的食品保质期较短，所以要及时摄取。如果你想要健康减肥的话，就把更多的时间和努力放到自己的饮食上吧。

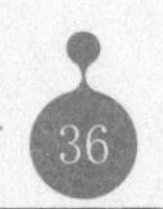

公司职员的生活VS演艺圈明星的生活

如今，明星们的那些成功减肥史已经不是什么新鲜事了。那么，明星们到底是通过什么方法，那么轻而易举地就能成功减肥呢？虽然总有人开玩笑地说存款（钱存入银行，自然就会减肥）或者遗传因子特殊（明星们天生就是苗条的遗传因子）等，但最重要的是他们“花了充分的时间为自己进行了投资”。

观察一下明星们成功减肥的事例，我们就会发现，很长的一段时间里他们都不会露面，但是，忽然有一天，他们减掉了十几公斤的脂肪，以非常闪耀的姿态出现在了荧屏上。虽然也有一些人参加了减肥竞争节目，在录制节目的时候，他们会展示给大家非常惊人的减肥数据，但是大部分都是隐藏了踪迹，而是减肥成功之后出现在大家面前的。

原因非常简单。在休息的时间里，他们有充分的时间投资到自己身上。只有取消了那些紧张的日程安排，才能有时间让自己努力做运动，才可以为自己准备减肥食谱。进行这种高强度的减肥运动，身体会出现疲劳感，想要恢复就需要充分的时间休息。如果频繁地参加各种活动的话，根本就不能维持这样的生活。

明星也和普通人一样，运动之后身体也会产生疲劳感，吃的少了也会出现烦躁的情绪。所以，他们才会在有充分的时间为自己投资的时候，集中性地进行减肥塑造完美的身材。另外，因为他们将所有的焦点全部都对准了自己，所以才有可能做到。如果明星们也像上班族那样，早上6点钟起床，一天都在公司忙碌工作，晚上下班后还要跟同事们一起去吃夜宵的话，那么，他们是否还能依然保持这样的身材呢？只有那些没有任何日程安排、一心只想着减肥和运动以及如何调节饮食的人，才有可能做到这些事情。

普通的公司职员不可能像演艺圈里的明星们那样，放下手头上所有的工作，全身心地进行减肥。事实上也没必要这么去做，因为，对于普通人而言，他们减肥的最终目标并不是为了收取模特费，也不是为了塑造出穿着游泳衣拍摄画报的身材。所以，如果想要塑造出适合穿正装，夏季的时候在海边穿比基尼看着好看的身材的话，就没必要放弃所有的生活，把全部的时间和精力都投入到减肥上。两天腾出一个小时进行运动，努力准备有营养的饭菜，做到这些就足够了。如果连这点儿时间都舍不得投资在自己身上的话，那你也太忽略自己了。

这里所说的“腾出只属于自己的时间”，并不是指对家人就要不理不睬，只想着自己的身体的那种自私行为。而是说，我们要善待自己，要对自己投资一些时间和精力，从而塑造出更美丽的自己。如果你通过减肥获得了别人的肯定，并且充满了阳光气息的话，那么，你的家人和周围的人也能分享到你身上的这种能量。

我吃的食物会表达我自己

或者可以说，我们是为了多爱自己一些，所以才会减肥。看着渐渐毁掉的自己，自己都觉得自己很难看，所以才会进行减肥。很多人都说自己变瘦之后，自己都会爱上自己。其实，这样的想法正好是顺序颠倒的错误思想。你之所以会变得这么肥胖，是因为你并没有善待自己。你没有爱惜自己，随意放任自己，所以才会变成现在这个样子。如果你是真心爱惜自己、善待自己的人，就不会眼睁睁地看着自己的身体变成那个样子。

眼看着自己的内脏充满了脂肪，身体出现了各种疾病，20多岁时苗条漂亮的自己就快消失不见了，却还要放任自己。这些足以证明你没有珍惜自己，没有好好爱自己。我们这么对待自己，无论是出于什么原因，都要找到问题的根源，只有这样才能改变不正确的结果。不是因为自己变瘦了才会爱自己，而是因为爱自己才要让自己减掉那些多余的脂肪。如果并不是出于爱自己而进行减肥的话，那些脂肪早晚都会重新回到自己身上的。

自己的饭菜和孩子的饭菜一样地重要。有多爱自己的家人，就要有多爱自己。一个不健康的妈妈，怎么可能照顾好自己的家人呢？因为自己的外貌，内心感到自卑的人，能给周围的人传达正能量吗？如果你认为自己的身体也非常重要的话，那么，从现在开始，好好思考一下自己都在吃些什么食物吧。至少你应该不会再用一碗拉面解决一顿饭了。

就像“我吃的食物会表达我自己”这句话所说的那样，你现在吃的东西就在表达你自己。如果你是一个真心爱惜自己的人，那么就请关注能给你的身体带来健康和美丽的新鲜蔬菜和优质蛋白质吧。

正在准备减肥的你，是否真的作好准备成为最爱自己的人了？如果你的回答是“没有”，那么，接下来讲到的关于减肥的技术性的内容对你而言就是毫无意义的。作好爱自己的准备之后，再翻开这本书吧。只有作好了爱自己的准备，才可以说你作好了减肥的准备。

03

如果不想运动的话，就不要开始减肥

事实上，有些超过30岁的人，总说自己虽然像以前一样减肥，但是却没有任何效果，这些人大部分都是不做运动进行减肥的人。进行减肥的时候，增加肌肉量的方法只有运动。但是20多岁的时候，不做运动，只通过节食的方式进行的减肥，可以说对肌肉造成的损失非常大。为了能够改善已经破损的身体结构，就必须要做运动。如果是30多岁的人，一定要回避那些不做运动的减肥方法。如果没有任何想要做运动的想法，那么还不如直接放弃减肥。

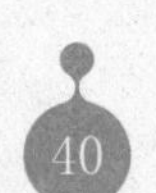

运动，防止老化的最好方法

如果只看着身体的变化，我们有可能会认为“到了30岁，肚子变大不是因为吃得多运动得少，而是因为这是一种自然现象”。甚至还会想，“当年握着全天下最大权力的秦始皇，也未能逃过年纪和岁月的侵蚀，何况是这么平凡的我呢？”当然，时间和岁月是注定不能逆转的，但是，有一种方法能够最大限度地缓解老化的速度，那就是运动。

运动会对体内各种激素的分泌产生影响，也会让肌肉变得越来越好。通过后天的努力，能够改变代谢量的唯一组织就是肌肉。大脑、心脏和肝等内脏，很大一部分都是取决于先天条件。但是，我们可以通过后天的努力，也就是通过运动来改变肌肉量和肌肉的活性度。通过做运动的方式保持或增加肌肉量，等到年纪大了之后，可以最大限度地防止代谢量的减少。首先来简单地讲解一下对肌肉量和肌肉的活性度影响最大的肌肉运动和有氧运动吧。

通过肌肉运动保持渐渐消失的肌肉

肌肉运动可以促进男性激素和生长激素的分泌，有助于肌肉的维持和生成。也就是说，通过肌肉运动，可以延缓随着年纪的增长，逐渐减少的生长激素和男性激素的分泌量。当然，与10～20岁时身体很自然地就会分泌生长激素和雄性激素相比，这种方式与身体的自然反应不可同日而语。而且，与20多岁的时候相比，想要增加肌肉量需要消耗的时间也的确增加了很多。但是，通过做运动来培养肌肉和力量，从30岁开始也不算晚，而且完全可以达到自己满意的程度。

做运动之后，我们的力量就会增加。原因不仅是肌肉量增加了，还有神经调节在起作用。在这里要着重提醒大家的是，无论是因为肌肉量的变化还是因为神经调节的影响，随着年龄的增长，人体激素分泌量的变化和肌肉量的减少会导致代谢量减少。但是，30岁之后开始做运动，完全能够克服这种现象。

通过有氧运动提高肌肉的质量

肌肉的质量也会对代谢量产生影响，即使是相同量的肌肉，质量存在差异也会产生不同的效果。人类的肌肉细胞中有一种被称之为线粒体的器官，这种器官可以消耗能量。根据线粒体的活性程度，可以判断肌肉的质量。

线粒体能够燃烧肌肉细胞中的碳水化合物和脂肪，具有产生能量的作用，相当于肌肉的能量工厂。而增加线粒体活性程度的最好方法就是有氧运动。即使肌肉的大小相同，如果线粒体的活性程度不同，那么肌肉的质量也会有所差异。有氧运动能够使线粒体的数量增加，从而形成活跃地进行活动的优质肌肉。也就是说，燃烧碳水化合物和脂肪的工厂数量会增加，人体就会变成不容易长肉的体质。肌肉的质量变好了，就可以消耗更多的能量。过了30岁，通过运动就完全可以达到培养优质肌肉的效果。

04

不要太过执着于腹肌

调换一下眼睛和身体的立场，我们思考一下，眼里看着非常棒的11字型腹肌或者是性感的六块腹肌，是否也是身体所向往的呢？想要回答这个问题，我们可能会觉得难度有点儿大，那就从人类的演变历史开始了解吧。

很难塑造11字型腹肌和六块腹肌的理由

数百万年以来，人类都生活在饥饿的状态下，就在数十年前，韩国还存在着青黄不接的状况，在我们的现实生活中，真的存在着因为吃不到食物而饿死的人。那么，现在我们的生活又是怎样的呢？到处都有出售价位低热量高的食物的便利店，但是，由于现在的交通和科学发达了，人们的活动量却变少了，根本无法与之前相提并论。

但是，经过数百万年的饥饿时期，我们的体内依然留存着的对于饥饿再熟悉不过的遗传因子。为了在饥饿中能够存活下来，通过体积较小的脂肪储藏能量的遗传因子。但是，近数十年来，我们的生活发生了翻天覆地的变化，使得我们的身体和遗传因子变得很难适应。

虽然11字型腹肌和六块腹肌看起来非常美观，但是，对于身体而言却是一种类似青黄不接的状况。这种符合现代美的身材，或许能够满足人们的审美需求，但是对于身体而言却是毫无用处的。这也正是为什么很难塑造11字型腹肌和六块腹肌的原因。

存折中的余额（脂肪）正在减少，却想买名牌（肌肉）？

去过健身房的人一定都见过指示板上写着“减少脂肪，增加肌肉”这句话。多吃制造肌肉的蛋白质，然后进行肌肉运动，肌肉量就会增加；少吃碳水化合物和脂肪，体内的脂肪就会减少。我们之所以会产生这样的错误想法，是因为我们太小看我们的身体了。上文中我们已经提过，人类在很长的一段时间里都生活在饥饿的状态下，所以，对于我们的身体而言，脂肪相当于为突然来袭的饥饿而准备的救命粮食一样。

那么，肌肉又是怎样的状况呢？肌肉没有储藏能量的作用，所以，在饥饿的危急情况下，肌肉并没有太大的作用。那么，我们的身体是否会允许为了非常时期而准备的脂肪，随着肌肉数量的增加而减少的情况出现呢？当你收不到工资，导致存折中的余额持续减少时，是否会为了华丽的外表而去购买名牌商品呢？

如果没有足够的柴火（碳水化合物），那么就算是柱子也得拿来烧！

虽然我们的身体会吸收碳水化合物、蛋白质、脂肪、维生素和矿物质等各种营养元素，但是，其中能够转变成热量的营养元素只有碳水化合物、脂肪和蛋白质，而且，它们的主要任务各不相同。碳水化合物和脂肪主要用来给身体提供能量，蛋白质大部分用来制造肌肉、抗体和细胞膜的结构。如果用树做比喻的话，碳水化合物和脂肪就像是柴火，蛋白质就像是建筑中华丽的柱子。

如果柴火不够会发生什么事情呢？在寒冷的冬天，如果连用来烧炕的柴火都没有的话，你还会用木头建造华丽的柱子吗？即使是再好的木材，如果人们马上就要冻死的话，也会用来烧火的，这是非常理所当然的事情。我们的身体也是如此。如果为了减肥，摄取的食物量减少，原本准备用来当柴火的碳水化合物（在体内储存的脂肪量很高，所以在此不作议论）就会减少，在这样的情况下，如果你认为蛋白质还会用来制造肌肉的话，就说明你对身体的了解太少了。

碳水化合物是我们体内最为重要的能源，第一个任务就是给大脑提供能量。虽然担当着如此重要的任务，但是，由于储藏空间不大，所以很容易就会转变成脂肪，因此，它具有双重特性。所以，想要减少体内的脂肪，就需要减少脂肪的摄取量，同时也需要减少碳水化合物的摄取量，这一点非常重要。

如果为了减少体内的脂肪，降低了碳水化合物的摄取量，那么，我们的身体会发生怎样的事情呢？这样一来，血液中溶解的碳水化合物（准确地说，就是碳水化合物的组成要素中最小的单位葡萄糖）的量就会减少。如果血液中为大脑提供能量的碳水化合物的量减少了，我们的身体就会想尽办法来补充不足的部分。经过一番努力之后，储存在肝脏中的碳水化合物就会首先被拿出来使用，但是时间久了，碳水化合物就会变得依然不够用。此时，我们的身体会使用的东西就是肌肉，肌肉会分解出蛋白质，然后输送到肝脏，然后再把这些蛋白质分解成碳水化合物，最后再把这些碳水化合物溶解到血液当中。在寒冬腊月里，如果柴火不够用的话，即使是再好的木材，也会拿来当柴火用。我们的身体也是如此，当我们体内的碳水化合物不够用的时候，我们体内的肌肉就会转变成碳水化合物，用来补充不足的部分。

减少脂肪，增加肌肉？完全就是一派胡言！

现在，想必大家也应该明白是什么意思了。如果想要增加肌肉的话，也就是说，如果想让我们摄取的蛋白质用来制造肌肉的话，就要充分地吸收扮演着体内柴火的碳水化合物才可以。相反的，如果想要减少体内的脂肪的话，就需要减少碳水化合物的摄取量，这种情况下，不仅摄取的蛋白质会被分解，就连已经形成的肌肉也会被分解，用来制造不足的碳水化合物。当我们的肌肉增加时，就很难减少我们体内的脂肪。当我们用最快的速度减少体内的脂肪时，我们体内的肌肉量将不再增加。也就是说，“减少脂肪，增加肌肉”这句话，就好比是让一个人同时抓住两只朝着完全不同的方向奔跑的兔子一样。一边增加肌肉量，一边减少脂肪只是理想化的理论而已，是很难实践的。因为我们的身体结构并不符合以上的理论。

而对于那些非常了解这个道理的健美运动员而言，他们都会通过胀大（Bulk up）和削减（Cutting）期间对自己的身体进行塑造。观察一下他们的身体，我们会发现在胀大期间，他们的肌肉量会增加，但是同时，他们的身体也增加了不少脂肪。相反的，到了削减期间，他们的目的不再是增加肌肉量，而是最大限度地维持肌肉，同时减少体内的脂肪。作为这方面的专家，他们都已经非常了解肌肉和脂肪是紧密关联的，所以才会采取这样的战略。

女性——将维持肌肉作为目标

虽然我们都非常渴望能够增加肌肉、减少脂肪，但是，我们的身体并不能那么轻易地做到。女性的身体更是如此。在前面的内容中已经讲过，如果想要增加肌肉的话，就需要摄取足够的碳水化合物。但是，在减肥的过程中，几乎没有哪位女性会充分地吸收碳水化合物。而且，如果想要维持、增加肌肉的话，就需要进行充分的肌肉运动。但是，对于大多数女性而言，她们最讨厌、感到最吃力的运动就是肌肉运动。而且激素也不会帮助女性，如果想要增加肌肉量，就需要分泌男性激素，这一点非常重要。但是，女性与男性相比，女性的男性激素的分泌量必然会少很多。

所以，对于女性而言，三种能够增加肌肉量的条件都非常不足。而且，以增加肌肉量为目的进行减肥的女性极少。她们最多也就是想着把现有的肌肉量最大限度地保存下去，这也是所有想要减肥的女性该有的目标。

男性——准备属于自己的减肥时期和非减肥时期

那么，男性又是怎样的呢？大家可以借鉴健美运动员们进行健身的方式，然后再根据自身的条件进行调整。也就是说，设定属于自己的减肥期和非减肥期。比如，如果是为了迎接炎热的夏天而进行塑身的话，那么2～4月份就是非减肥期，5～7月份就是减肥期。如果是即将要结婚的话，那么，结婚前的三个月就是减肥期，比这个时期再提前三个月的话就是非减肥期。

非减肥期的重点并不是减少体内的脂肪，而是将焦点放到准备肌肉量的增加上。在这期间，我们要维持腹部上的肉，只把焦点放到肌肉量的增加上。想要做到这一点，就需要进行充分的肌肉运动，并且吸收充分的蛋白质和碳水化合物。为了让吸收的蛋白质全部转变成肌肉，就需要充分地摄取作为柴火的碳水化合物。所以这个时期体内减少的脂肪量就会非常少。

过了非减肥期之后，就到了需要减少体内脂肪的减肥期了。在减肥期，与增加肌肉量相比，我们需要把重点放到减少脂肪上。在这个时期，我们要尽可能地维持非减肥期增加的肌肉量，然后有选择性地只减少脂肪量。为了减少体内的脂肪，就需要增加有氧运动的频率，同时也要减少碳水化合物的摄取量。一旦碳水化合物的摄取量减少了，蛋白质将会弥补碳水化合物不足的部分，所以对于蛋白质的需要量将会增加。所以，吸收更多蛋白质的时期正是减少体内脂肪的时期。根据每个人不同的状况，减肥期和非减肥期的设定会有所不同。只需要按照个人的日程安排进行设定就行，时间长短定为三个月左右就可以了。

05

首先找出产生疲劳的原因

“你是否觉得疲劳呢？”面对这样的问题，大部分30岁以上的人都会点头。到了30岁之后，责任变得越来越大。在社会中，我们可能已经升职为经理或者科长，需要承担责任的事情越来越多，而且，个人也需要结婚组成一个家庭，所以需要承担的责任越来越多。明显减少的体力和突如其来的巨大的生活压力，都会给我们的精神和肉体带来沉重的负担。在这样的情况下，我们不仅不能很好地管理自己的身体，反而，吸烟、过度饮酒和过度疲劳的时候会变得更多了，与20多岁的时候相比，身体的疲劳程度严重了很多。30岁之后，如果想要成功减肥的话，首先就要找出产生疲劳的原因。

让你感觉疲劳的原因是什么?

难道真的像广告里所说的那样，导致人的身体产生疲劳的主要原因是肝脏吗？当然，肝脏是掌管人体代谢的核心，如果肝脏出了问题，身体当然会感到疲劳。但是，这只是导致疲劳的原因中极少的一部分而已。

字典里对“疲劳”这个词的解释是，“由于过度劳累，精神和身体处于非常累的状态”或者“身体活动之后或者精神上、情绪上受到压迫之后产生的无力感或者是一种物理状态”。也就是说，疲劳包含了“因为得了疾病而痛苦”“因为无法入睡而困乏”或者“职场上司给的压力让人烦躁”等含义。

觉得疲劳的人到底有多少?

第一次来到医院就诊的人当中，有5%都是因为疲劳所致。初诊患者诉说的症状中，疲劳属于第六个最多见的症状。通常情况下，与男性相比，女性觉得更疲劳，与经济能力无关，所有人都会有一定的疲劳感。

那么，疲劳的严重程度是怎样的呢？根据报告显示，成人中有20%~30%的人都觉得这种疲劳感已经严重影响了他们的日常生活。也就是说，三个人当中就有一个人已经因为这样的疲劳，生活质量也随之下降了。而且，患有慢性疲劳症状的人数，仅次于患有甲状腺肥大症和心肌梗塞的患者数量，由此可见，疲劳已经对人们的日常生活产生了很大的影响。

如果我们的日常生活都受到了严重影响的话，还怎么可能进行运动呢？这样一来，人们的活动量自然也会降低。30岁之后减肥，我们首先要找出让自己感到疲劳的原因，然后还要想出解决方法，原因就在于此。

如果我们的身体已经疲劳到无法进行减肥了，那么我们首先要找出让自己感到疲劳的原因。事实上，导致人疲劳的原因多得数不清，其中，有些原因是客观的，也有一些主观因素。如果患有什么疾病的话，首先要治疗才能改善疲劳的状态。

最常见的让人产生疲劳症状的疾病是甲状腺疾病、糖尿病、贫血、肝病、结核等内科疾病。除此之外，肌肉骨骼疾病、忧郁症、慢性疲劳症候群、阻塞性睡眠呼吸暂停综合征（obstructive sleep apnea syndrome）也都是诱发疲劳感的典型疾病。

没有原因极度严重的疲劳感？甲状腺

当我们的甲状腺出现问题时，我们就会感到非常疲劳，无论吃多少东西都会越来越瘦，或者，即使吃的东西再少也会持续长胖。甲状腺分泌的甲状腺激素会对人体的代谢量产生巨大的影响。代谢量的减少意味着消耗的能量减少，所以完全不利于减肥。也就是说，当甲状腺激素分泌得少时，代谢量也会减少，所以，无论吃多么少的食物、进行多少运动，都会不停地变胖。相反的，如果甲状腺素分泌得过旺，那么，无论吃多少食物，都会越来越瘦。实际上，吃得少还做运动却依然长肉的人，很可能是得了甲状腺机能低下症。在这样的情况下，即使什么都不吃，饿着肚子进行运动也很难看到什么效果。如果你经常感到疲劳、吃的食物也很少却依然发胖，或者增加了很多运动量却很难减肥的话，那么，就该怀疑你是否得了甲状腺机能低下症了。

吃的食物很多还经常尿尿？糖尿病

患有糖尿病的人，疲劳感也会增加。葡萄糖是人的生命活动中最重要的能量来源，当葡萄糖的利用率降低的时候，人体就会得糖尿病。葡萄糖作为肌肉的能量源，需要进入肌肉细胞中，而连接这个过程的就是胰岛素。如果得了糖尿病，胰岛素的功能就会降低，这会导致肌肉的能量源葡萄糖的使用量降低，最终导致肌肉疲劳。

糖尿病最常见的自觉症状是“三多”，也就是多饮、多尿、多食这三个症状。就是说喝的水很多、经常会小便、吃的食物量很多。如果有疲劳感的同时，还伴随着以上三个症状的话，就需要去医院进行诊断了。

疲劳感和头晕感？贫血

贫血也会诱发疲劳感。有贫血症状就意味着，将营养成分送往全身各个器官的血液和氧气不足。当一个人出现贫血的症状时，就无法得到充足的氧气，所以，人就会变得非常疲劳。

贫血的症状中最常见的是，由于体内缺乏铁而产生的缺铁性贫血。血色素负责搬运氧气，当血色素的主要组成元素铁缺乏的时候，就无法形成血色素，如果没有血色素的话，就无法形成红血球，最终会导致贫血。导致缺铁的原因大体上有三种：

第一种情况是对铁的需求量突然急剧上升，比如，成长期的儿童、青少年和少数的孕妇等。到了30岁之后，我们需要重视的就是怀孕和缺铁之间的关系。怀孕中的女人为了胎儿和胎盘的生长，需要吸收大量的铁，红血球的总量会急剧上升。而且，分娩的时候会出现出血的症状，所以，女性一旦怀孕，对铁的需求量就会比怀孕之前增加很多。

第二种情况是对铁的摄取和吸收减少。过度的素食主义、慢性腹泻或者肠胃失调，都会导致对铁的吸收出现障碍。在这种情况下，只需要为人体提供充分的铁，就可以完全治好这样的症状。

第三种情况是铁的流失量增加，最典型的就是生理期失血过多，肛门或者肠胃出血等。出血量过多证明铁的流失量增加，从而导致缺铁性贫血。如果还伴随着生理期失血过多、生理痛和排尿障碍等症状的话，就要注意子宫肌瘤的可能性了。子宫肌瘤是一种子宫里出现良性肿瘤的疾病，虽然大部分情况下，我们的身体并没有表现出什么症状，但是，如果这种情况伴随着之前讲解过的症状一同出现的话，也会成为贫血的原因。在这样的情况下，如果只治疗子宫肌瘤，也能减少生理期的出血量，也会出现贫血症状好转的现象。

如果是成年男性或者闭经后的女性出现了贫血的症状的话，就必须做粪便隐血测试、直肠检查和内视镜检查了，要通过这些检查确认肛门是否出血。而且，在这种情况下，贫血的原因就不再是单纯地出血导致的，很有可能是因为癌症所导致的，所以必须要做缜密的检查。

疲劳与黄疸症状？肝炎

肝脏是我们体内管理代谢的核心部位，如果肝脏出现了炎症变成肝炎的话，就会引发各种各样的症状。其中最具代表性的症状就是疲劳，而引发肝炎的主要原因是病毒、酒精和药物等。

我们通常所说的B型肝炎、A型肝炎和C型肝炎等都是因为病毒引起的，在这里需要注意的是A型肝炎。近年来，A型肝炎的发病率很高，一旦发病就会严重到需要做肝移植的程度，会导致很多非常致命的综合性疾病。

当肝脏出现问题的时候，人体会出现疲劳感、尿液呈现深棕色、脸色或者白眼珠变黄等症状。但是，肝是一种非常沉默的器官，如果身体出现了上述明显的症状的话，就说明肝炎已经很严重了。为了守护肝的健康，就需要我们提前做好预防措施，减少酒精量的摄取，并且减少服用成分不明的药物的次数。

疲劳，夜间发烧还会咳嗽、有痰？结核

结核是一种由结核菌引起的具有传染性的疾病。结核通过吸附结核菌的方式进行传播，但并不是所有接触到这种病菌的人都会感染上这种疾病。大概有30%的接触者会被传染，被传染的人当中有10%左右会成为结核患者，剩下的90%都能够健康地生活。结核发病的人群中，有50%的人都是过了1～2年的时间才发病的，剩下的50%则是在特定的时期也就是免疫力降低的时候才会发病。接受手术、营养失调或者体重严重低下的症状都属于这个类型。

自从抗结核药出现之后，曾经猖獗一时的结核一直处于不断减少的趋势。但是，如今在20～30岁左右的人群中，又开始出现结核患者增加的趋势，其中最主要的原因就是“过度地减肥”。单一性的食物减肥或者禁食等极端的节食方法，导致身体的免疫力下降，从而提高了结核的发病概率。

结核菌能够深入到我们的肺部、淋巴结、肠和脊椎等身体的任何一个部位中，其中最常见的就是肺结核。成年肺结核患者初期的典型症状是咳嗽、有痰、咳血、夜间发烧、浑身无力以及低烧等。如果在医院接受了2周以上的治疗之后依然出现以上症状的话，就有必要做X光片、皮肤反应检查、咳血检查等检查了，以便确认是否得了结核。结核这种疾病，只要坚持服用抗结核药的话，大部分都会康复，但是需要坚持服用6个月以上的药物，如果中途停止的话，人体很可能会出现抗药性。

肩膀不适和腰痛？肌肉骨骼疾病

职场工作人员所说的痛症中，其中的一个痛症就是腰痛和肩膀不适。如果腰、颈部、肩膀和胳膊等部位的肌肉骨骼痛严重的话，也会成为产生疲劳感的决定性原因。最典型的例子就是五十肩出现问题导致的夜间睡眠不足。五十肩是指由于多种原因，肩膀关节在正常可动范围内进行活动时受到限制的肩部疾病，大部分情况下还会伴随着颈周肌肉的痛症。问题的关键在于，通常肌肉骨骼疾病都是到了夜间会变得严重，最后导致睡眠障碍。整个晚上都会因为痛症无法入睡，到了第二天自然会更加疲劳。如果这种状况持续下去，身体状态会越来越不好，最终也会降低活动量。而且，虽然大部分的上体运动都有差异，但是几乎都需要活动肩膀、颈部周围的肌肉和关节，所以，如果肩膀部位有痛症的话，就很难进行上体的运动。

除了肩膀之外，骨骼肌肉系统病变的产生，也和平日里不正确的姿势有着很大关系。姿势不正确就会打破脊椎原有的排序，也会导致脊椎变形。作为身体中心的脊椎，如果扭曲了的话，盆骨也会跟着扭曲，这也会导致膝盖、脚踝等部位出现痛症。长时间坐在电脑前面的人，出现"龟鳖目症候群"的可能性会很大。如果长时间维持脖子往前伸着的姿势的话，颈部周围的肌肉会呈现过度紧张的状态，最后就会诱发肌肉内部的痛症。而这样的痛症会诱发慢性的颈部和肩膀部位的痛症。

不过，值得庆幸的是，大部分的骨骼肌肉系统病变，如果在初期能够接受正规的治疗，是完全可以治愈的。但是，如果对这样的症状放任不管的话，连接的肌肉和韧带就会变得更加脆弱，最终导致骨骼非正常生长等无法挽回的退行性变化。很多20～30岁的人都不太重视骨骼肌肉系统的病变，这是加速关节老化的行为。如果你的身体已经出现了这种症状的话，初期就该积极地接受治疗。

疲劳与欲望减少？忧郁症

忧郁症是指情绪忧郁，对周围的事物漠不关心，失去了对生活的兴趣。而这样的症状会导致感情上、精神上和身体上出现各种症状，从而妨碍日常生活。大部分的忧郁症患者都对生活缺乏欲望，在工作或者学习时会感到有障碍，想要做新鲜事情的动机也很弱。而且，忧郁症患者中有五分之四的人会出现睡眠障碍的情况。对所有的事情都缺乏欲望，而且还伴随着睡眠障碍，自然会减少对运动的欲望，出现食欲减少、体重低下的情况。但是，也有一部分人会出现食欲增加、体重上升的情况。

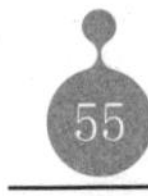

还有一部分忧郁症患者，不仅有上文所说的这些症状，而且身体的各个部位都会出现疼痛的症状。在这样的情况下，即使进行了数次的检查，也很难检查出真正的原因，反而会耽误诊断和治疗的时间。如果进行了很多次的检查之后，依然没有诊断出明确的病因，也有可能是因为忧郁症。

专家认为，得忧郁症的原因大体上可以分为遗传和环境因素两种，也就是说，身体本身和遗传基因天生脆弱的人，从周围的环境中受到压力时，很容易就会出现忧郁症的症状。有时，人们觉得忧郁症是意志力不坚强或者脆弱的人才会出现的病症，其实，忧郁症并不是那种通过强化个人的意志力就可以治愈的性格方面的疾病。但是，如果接受专家适当的治疗，症状会有所好转，也有可能回到正常的生活轨道上去。如果怀疑自己有忧郁症的话，那么，在病情还没有更严重之前，接受正确的治疗吧！

有些忧郁症患者根本完全感觉不到自身患有忧郁症，即使他们的病情已经严重到影响到了日常生活，却还是不肯去医院接受治疗。忧郁症导致的最严重的后果是自杀。忧郁症患者中，有30%的人想要自杀，而10%～15%的人会真的实行自杀。如果小看了忧郁症，对其放任不管的话，则可能造成无法挽回的后果。

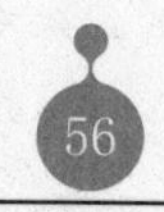

+忧郁症自我诊断表　　出处：美国精神医学会发表资料

内容	不是，或者几乎不是	时不时地会那样	经常那样	几乎总是那样
没有欲望，忧郁且悲伤	1	2	3	4
一天里，只有早上的心情最好	4	3	2	1
突然间会哭，或者会有想哭的时候	1	2	3	4
睡不好觉或者早上醒得很早	1	2	3	4
和平时一样吃得很好	4	3	2	1
喜欢和异性聊天或者待在一起	4	3	2	1
体重有所下降	1	2	3	4
有便秘的现象	1	2	3	4
心脏比平时跳得更快或者心跳得厉害	1	2	3	4
没什么特别的原因身体就会感到疲倦	1	2	3	4
头脑和之前一样非常清醒	4	3	2	1
无论做什么事情，都感觉和之前一样非常轻松	4	3	2	1
心里感到不安，无法安静下来	1	2	3	4
认为自己的未来一片光明	4	3	2	1
比平时多了很多烦躁的情绪	1	2	3	4
认为自己办事很果断	4	3	2	1
认为自己是个有用处的、被需要的人	4	3	2	1
认为人生充满了意义，感到很充实	4	3	2	1
觉得只有自己死了，别人才会舒服	4	3	2	1
与之前一样快乐地工作	1	2	3	4

最后得分　50分以上：有点忧郁症的症状

60分以上：有中度的忧郁症症状

70分以上：需要立刻接受药物等治疗

持续了六个月以上的疲劳感？慢性疲劳症候群和特发性慢性疲劳

慢性疲劳症候群和特发性慢性疲劳，在医学上都属于没有什么特殊的问题，但是疲劳的症状却维持了六个月以上或者会重复出现。

慢性疲劳症候群患者即使休息，疲劳的状态也不会有丝毫改变，这种疾病会对学习和工作等产生非常明显的妨碍作用。而特发性慢性疲劳症患者虽然不符合慢性疲劳症候群的特征，却会因为其他的原因，持续六个月以上无法解释的疲劳状态。慢性疲劳症候群和特发性慢性疲劳都是属于在医学上没有任何明显的原因，但是，即使休息了还会维持六个月以上的疲劳状态的情况。

如果有慢性疲劳症状的话，我们可以通过充足的睡眠、轻松的运动或者服用忧郁症药物来缓解这种症状。运动的话，最好是选择运动强度较低的有氧运动，刚开始的时候，可以从10分钟的散步开始，每周增加1～2分钟的时间即可。高强度的运动反而会增加疲劳感，所以还是回避为好。如果在提高运动强度的过程中出现疲劳感增加的情况，那么最好不要再进行过度的运动了，回到最初的运动强度较好。

虽然我们可以在生活中作出一些努力，使病情在某种程度上得到改善，但是，如果长时间持续疲劳的话，那么最好还是去医院接受专家的治疗。

+ 慢性疲劳症候群诊断表

□记忆力或者集中力低下	□肌肉痛	□睡眠后疲劳
□咽口水或者食物的时候，喉部会感到疼痛	□多发性关节痛	□运动后出现严重的疲劳感
□颈部或者腋下出现淋巴结压迫性疼痛	□头痛	

如果以上选项中有4种以上的症状持续了六个月以上的话，就需要检查一下是否有慢性疲劳症候群症状了。

打鼾非常严重？阻塞性睡眠呼吸暂停综合征（Obstructive sleep apnea syndrome）

据研究统计，在40～60岁左右的男性中，有30%的人在睡觉的时候会打鼾；对于女性而言，比率则是15%。其中，男性中有4%的人，女性

中有3%的人，因为睡觉的时候过度打鼾，导致白天非常疲倦，日常生活和工作都受到了影响。

阻塞性睡眠呼吸暂停综合征对心肌梗塞、脑中风、心律不齐和肺部疾病都有影响，能够引发阻塞性睡眠呼吸暂停综合征的危险因素有肥胖、高龄、鼻塞、遗传因素、先天性颌面结构异常、甲状腺疾病等。到60岁为止，这种疾病的发病率几乎与年龄成正比例增长，对于女性而言，更年期也是导致这种病状发生的危险因素。另外，睡着之前饮酒或者吸烟也会成为危险因素。

其中肥胖，特别是“腹部肥胖”是诱发阻塞性睡眠呼吸暂停综合征的最危险的因素。腹部肥胖会导致口腔周围的组织出现囤积脂肪的现象，从而使空气通道，也就是上呼吸道变得狭窄。而这样的现象也会使人的整个呼吸弹性降低，最后出现阻塞性睡眠呼吸暂停综合征。如果自己本身肥胖，睡觉的时候出现严重的打鼾现象的话，首先就要减少自身的脂肪，确保空气通道畅通才行。

相反的，阻塞性睡眠呼吸暂停综合征也会成为导致人肥胖的原因。阻塞性睡眠呼吸暂停综合征会导致睡眠质量下降，使人在白天出现疲劳、困乏、疲倦和集中力低下等症状。在这种情况下，身体的活动量就会减少。运动能力减退，最后会导致代谢量减少。不仅如此，由于睡眠质量下降，人会变得忧郁，想要运动的动力就会削弱。也就是说，由于肥胖而出现的打鼾现象又会成为导致人肥胖的原因，使身体形成一种恶性循环。所以，不仅肥胖是导致打鼾的原因，打鼾也会导致肥胖。

减肥和治疗打鼾是需要同时进行的套餐治疗，改善打鼾的现象有助于减肥，而减肥也有助于改善打鼾的现象。

如果打鼾的现象比较严重的话，最好咨询一下专业的医师。仅靠网络或者书籍中讲述的内容擅自做主的话，最后很可能会加重病情。特别是在身体比较瘦的情况下，如果还打鼾的话，那么，仅仅改变生活习惯是很难治疗打鼾的。而且，阻塞性睡眠呼吸暂停综合征患者在出现高血压或者睡眠时很有可能会出现死亡的情况，所以，最好还是接受专家的诊断之后接受适当的治疗。

+阻塞性睡眠呼吸暂停综合征

- □ 睡眠中时不时地会出现窒息的现象
- □ 重复睡醒
- □ 即使睡了很久，醒来依然不清醒
- □ 白天过度犯困
- □ 白天疲劳感很严重，明显感到集中力下降了

打鼾的人群中，如果出现了上述2种以上的症状的话，可以说你患有阻塞性睡眠呼吸暂停综合征。

治疗打鼾和减肥，从禁烟禁酒开始！

一旦喝酒，原本不打鼾的人也会开始打鼾，而那些原本就打鼾的人，打鼾的症状会变得更加严重。为什么会这样呢？因为酒精进入人的身体之后，会导致黏膜肿胀，呼吸道就会变得狭窄，而且中枢神经会抑制呼吸中枢，削弱上呼吸道肌肉的力量，最后会导致打鼾的症状更加严重，也会使阻塞性睡眠呼吸暂停综合征更加恶化。

酒对于减肥是没有任何帮助的，有些人认为酒精的热量是假的，也就是说，他们认为酒精的热量是不会储存到体内的，只要喝酒的时候不吃下酒菜，就不会有什么问题。但是，这种想法实际上是完全错误的，因为我们的身体会持续地使用体内的碳水化合物和脂肪，为身体供给能量。但是如果摄取了酒精，我们的身体就会首先选择酒精而不是碳水化合物和脂肪。也就是说，在没有摄取酒精时，我们的身体才有机会燃烧脂肪。

最重要的是，酒精会使我们体内的饱中枢变得迟钝。如果在酒桌上用水来代替酒的话，那么，第一场喝烧酒吃烤五花肉、第二场喝啤酒吃烤肠，最后回到家里还吃拉面这种事情是不会发生的。我们之所以能吃这么多的食物，正是因为酒精麻醉了我们的饱中枢所致。而且，酒精还会增加第二天的疲劳感。无论是因为宿醉还是打鼾的缘故，大部分的人在喝完酒之后，第二天都会因为感到疲劳，身体变得不太灵敏。而且还会产生借戒酒之名打破食物调节的事情。因此，无论是为了改善打鼾还是为了减肥，必须要禁酒。

禁烟也有助于改善打鼾。吸烟会引起口腔内出现炎症，增加呼吸阻抗，最后诱发阻塞性睡眠呼吸暂停综合征。不仅如此，吸烟还会直接影响到神经系统，阻碍睡眠。

再次强调一下，如果治好了打鼾，就能治疗肥胖，治疗肥胖对治疗打鼾有帮助。所以，为了减少打鼾，我们就需要作出禁烟禁酒等最基本的努力，并且只有减肥之后，才能断了打鼾与肥胖之间的恶性循环链。

“只吃鸡胸脯肉和蔬菜，哪有精力在公司努力工作啊？”

“晚上要为孩子和丈夫准备饭菜，这一桌饭就已经很费精力了，哪还有精力为自己准备减肥食谱啊？

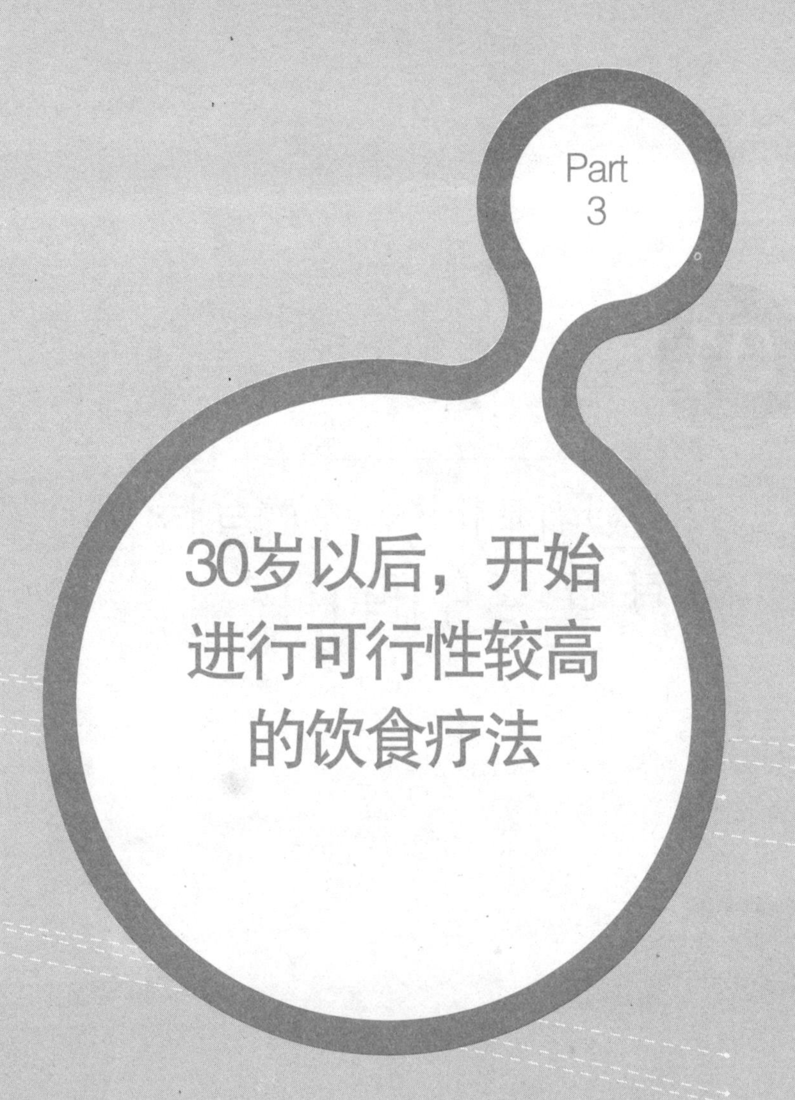

Part 3

30岁以后，开始进行可行性较高的饮食疗法

难道现在一提到减肥，还会第一时间想到鸡胸脯肉和蔬菜吗?

一边要上班，一边还要准备家人的饭菜，还要强迫自己进行过分的饮食疗法，这样的行为只会增加自身的压力。

现在让我们了解一下，30岁之后具有可行性的饮食疗法的精髓吧。

01

与运动相比，饮食疗法更重要的理由

提到减肥中的双驾马车，自然是运动和饮食疗法了。如果被问到“这两个当中哪个更重要”这样的问题，他们经常会反问别人：“先有的鸡呢，还是先有的鸡蛋呢？”答案当然是“根据不同的情况，答案是不同的”。但是，很多人都认为饮食疗法比运动更重要，为了回答这个问题，首先让我们了解一下在现实生活中具有可行性的减肥方法吧。

调节食物量更轻松

与运动相比，饮食调节更重要的原因是，通过饮食调节的方法来调节热量比通过运动减少热量轻松很多。

举个例子，体重60公斤的人走6km的路会消耗280kcal左右的热量。一个成年人在一个小时里走得浑身是汗才能移动6km，如果体重不到60公斤的话，消耗的热量就会降低。如果体重超过60公斤的话，消耗的热量就会增加。

现在让我们想想现实问题吧。即使我们下定决心要减肥，但是，坚持每天都做运动并不是件容易的事。每周能保持进行3~4次的运动就已经非常不错了。如果两天做一次，每次进行一个小时的强力步行运动的话，通过一天的运动，才可以消耗140kcal的能量，也就是还不到半碗饭的能量。很小的一碗面的能量是300kcal左右，一杯咖啡加上一块饼干会产生500kcal的能量。所以，通过运动消耗的能量是非常微不足道的。

减肥，也就是减少体内的脂肪，所要遵循的亘古不变的规则就是消耗量要比摄取量多。但是，实际上除了专业做运动的人之外，普通人想通过运动克服摄取量可以说是以卵击石。举个比较极端的例子，一个完全不做任何运动选择节食的人和尽可能进行运动却吃饱肚子的人相比，到底谁能减少更多的体重呢？答案是不运动选择节食的人。

可以说饮食疗法是很现实的减肥方法，的确可以起到减肥的效果。但是，这里所讲的饮食疗法并不是指单纯地减少热量的摄取的意思。

减肥的人经常会犯的错误，就是将所有的注意力都放到了“热量”上。他们认为只要摄取的热量降低了，就能成功减肥。而这样的理论就相当于，只要在桌子前面长时间地坐着，学习成绩自然就会提高一样。但是，想要提高学习成绩，并不是单纯地在桌子前面长时间坐着就能做到的，我们需要集中精力了解核心知识。所以，饮食疗法并不是一味地减少摄取的食物量，而是要挑选身体所必需的营养物质进行摄取。

不能吃太过量的食物，这种基础知识想必所有人都知道，减肥成败的关键在于是否了解基础知识之外的内容。减肥失败的人只知道不能吃得太多，但是减肥成功的人不仅了解更多的内容，而且对此进行了领悟和实践。

02

30岁以后，运动量开始减少，关键是调节碳水化合物

30岁之后，大部分人的运动量都会减少，无论是职位较高的老员工还是入职较晚的新员工，到了30岁之后，就会变得比任何时候都更加努力工作，这也意味着坐着的时间变长了。如果使用的是公共交通运输工具还好点儿，如果使用的是私家车的话，那么，从家到停车场有电梯送，从停车场到公司有车送，再从停车场到办公室有电梯和扶梯送。所以，即使从家到公司需要消耗一个小时的时间，但是实际上会用到我们腿部的时间并没有多少。

碳水化合物到底存在怎样的问题？

无论是走路、跳跃还是做运动，提供能量的核心营养元素就是碳水化合物。所以，如果碳水化合物的储藏量下降了，人就会变得气力不足，我们经常说的“人是铁，饭是钢”就是这个意思。不久就要进行马拉松运动比赛的选手们，为了能够在肌肉中最大限度地储藏碳水化合物，会实行较为极端的运动和饮食疗法。数日里，他们都会进食极少量的碳水化合物，然后进行高强度的运动，对碳水化合物进行分解。然后，再次低量摄取碳水化合物，然后保持高强度的运动，数日里，他们会重复这种行为，使体内碳水化合物的储藏量降到最低。然后，在比赛前几天，他们会食用大量的碳水化合物。他们之所以会使用如此极端的方法，是为了将运动中最为重要的能量源碳水化合物尽可能多地储藏到肌肉当中，因为碳水化合物的储藏量越多，比赛的时候气力就会上升得越高，可以跑出更好的成绩。

但是，我们需要注意的是，能够储藏碳水化合物的空间却并不是那么大。通常情况下，我们的身体能够储藏的碳水化合物的量是1600kcal，大概是肌肉里储藏300g、肝脏储藏100g左右。而这个量只要一天不吃食物就能消耗殆尽，剩下的碳水化合物将转换成脂肪。日常生活中，我们的身体进行活动时，最重要的就是碳水化合物，但是这样的碳水化合物能够提前储藏的量并不多，只要稍微多一点，就会转变成我们肚子上的一圈圈的脂肪。

20世纪六七十年代的时候，碳水化合物非常珍贵，所以俗话说“饭是钢”。但是，如今能够活动身体的时间明显减少了，而由碳水化合物组成的食物却到处都是。所以，对于现代人而言，“饭是钢”这句话已经变得不再具有那么重要的意义了。也就是说，我们生活在碳水化合物过剩的社会当中。不按照国家水准进行运动的话，作为平凡的30岁以上的人，只要知道自己每时每刻都在摄取过量的碳水化合物就可以了。

有实践可能性的碳水化合物调节方法

为30岁之后减肥的人们准备的饮食疗法，最大的问题就是“调节碳水化合物的摄取量”。碳水化合物过多是个问题，缺少也是个问题，那么，到底该怎样进行调节呢?

控制碳水化合物的摄取量的第一个问题是“到底应该吃多少”。虽然碳水化合物的摄取量减少的时候，人体会感到气力不足，但是，碳水化合物是一种双面的营养元素，一旦超标就会立刻转换成脂肪。所以，最好的方法是根据自己的身体活动量来调节碳水化合物的摄取量。因为使用汽车进行移动，一天到晚坐在办公室里工作，回家后就坐在沙发上看电视的职场工作者，和一天都按照紧凑的日程表进行高强度训练的运动选手相比，两者的身体对于碳水化合物的需要量是不可能相同的。

那么，到底多少量的碳水化合物是适合自己的呢？这个问题并没有准确的答案。因为不仅每个人的碳水化合物摄取量不同，最基础的代谢量也是不同的。虽然无法给出准确的碳水化合物的摄取量，但是，有一个方法可以帮助我们解决这个问题。如果你已经决定要减肥了，那么就先减少一半的碳水化合物的摄取量吧。如果平时每顿饭都要吃一碗的话，就把饭量减少到半碗；如果平时每顿饭需要吃两碗米饭的话，那么就减少到每顿只吃一碗米饭；如果是刀削面的话，那么就把面条量减少一半。

+ 好的碳水化合物 VS 不好的碳水化合物

GOOD 好的碳水化合物：五谷杂粮、糙米、水果（尽可能连皮一块吃）、小麦面包、土豆、红薯、玉米

BAD 不好的碳水化合物：大米饭、白面粉（面条、打糕条）、冷饮、果汁饮料、饼干、甜甜圈、冰激凌

不好的碳水化合物中，最典型的就是被净化过的碳水化合物，也就是那些为了增加甜味而添加了白砂糖等添加剂的冷饮、甜甜圈和饼干等。根据不同的食用方法，我们的主食大米有可能是好的碳水化合物，也有可能成为不好的碳水化合物。把大米洗净，蒸熟之后摄取的话，血糖会急剧上升，而摄取五谷杂粮饭或者糙米饭之后，血糖上升得很慢，也不会过度地刺激胰岛素分离，这是好的碳水化合物摄取方法。

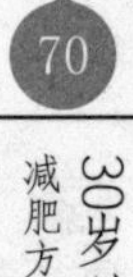

第二点是“要吃哪些东西”。碳水化合物也分“好的碳水化合物”和“不好的碳水化合物”，这两者之间最大的差异是，摄取后能在多长时间内提升血糖。摄取不好的碳水化合物之后，血糖会急剧上升，而好的碳水化合物则相反。

如果适当地食用好的碳水化合物，血糖上升的速度就较慢，可以成为运动时的能量源，还可以防止运动后产生肌肉损失的现象。但是食用不好的碳水化合物会使血糖急剧上升，人会迅速感到饥饿，而且还会对碳水化合物的口感上瘾。急剧上升的血糖，下降的速度也会非常快。所以，即使还没到吃饭的时间，我们的身体就已经出现了饥饿的感觉。而且，短时间内过度增加的碳水化合物，填满了可以储藏的空间之后，很容易就会转换成脂肪。最重要的是，我们的大脑会记住不好的碳水化合物的口感，形成持续寻找这种口感的成瘾性。所以，在减少碳水化合物的摄取量时，也一定要摄取好的碳水化合物。

还需要注意的是，碳水化合物与什么食物一起食用。即使吃的是相同的碳水化合物，如果和蔬菜或者蛋白质一同食用的话，血糖上升的速度会很缓慢。相反的，如果只服用碳水化合物的话，血糖上升的速度将非常快。

即使是不好的碳水化合物，如果一同食用的食物种类选择得好的话，则可以降低不好的影响。用白面粉制成的刀削面举个例子吧。如果食用泡菜加上只用白面制成的刀削面，那么，我们的身体将承受不好的碳水化合物带来的所有的不好影响。相反的，如果吃刀削面的时候，吃的是海鲜面的话，可以减少一半的摄取量，还可以同时食用蛤仔等蛋白质和各种蔬菜，可以大幅度地降低不好的碳水化合物带来的不好影响。

如果减少了碳水化合物的摄取量，相应地就需要增加蔬菜、海藻类和纯蛋白质的摄取量。蔬菜和海藻中含有我们身体无法吸收的名为“纤维素”的碳水化合物，而纤维素的体积比较大，容易填满胃里的空间，所以有利于使我们产生饱腹感。如果想吃沙拉的话，最好避开充满碳水化合物的高热量的色拉酱调料。如果一定要用色拉酱的话，不要撒在蔬菜上，在蔬菜上稍微蘸一点即可，这样多少可以减少色拉酱的摄取量。

纯蛋白质也能使我们增加饱腹感。一提到增加纯蛋白质的摄取量，有些人就会一味地吃鸡胸脯肉和鸡蛋。其实，除了这些东西之外，能够提供纯蛋白质的食物有很多。比如，海产品、红色的肉、豆类和豆腐也都可以供给蛋白质。如果条件不允许的话，也不是非要准备便当，在饭菜里，挑选能够提供纯蛋白质的食物吃也是完全可以的。比如，如果吃饭的时候点了炒鱿鱼的话，只挑着菜里的鱿鱼吃也是一种摄取纯蛋白质的好方法。如果想吃肉了，那么，用里脊肉代替五花肉，然后除去脂肪再吃也是可以的。这也是一种摄取纯蛋白质的好方法。只要我们摆脱那些条条框框的约束，稍微改变一下看待问题的角度，也可以轻轻松松地摄取到纯蛋白质。

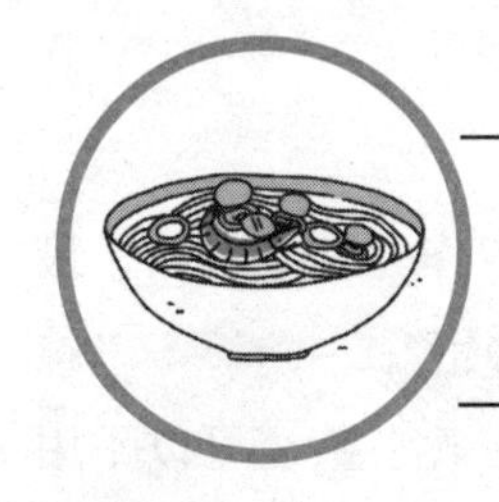

+ 合理食用不好的碳水化合物刀削面的方法

① 面条量只选择原来食用量的一半
② 选择蛋白质丰富的海鲜刀削面
③ 加入蔬菜、野菜和菌菇等一同食用

第三点是“什么时候吃”。碳水化合物不仅是为肌肉提供能量的源泉，也是“大脑的核心能量供给来源”。我们的大脑非常固执地只会把碳水化合物（严格地说，是碳水化合物最小的单位葡萄糖）当作能量源。正因为大脑的这种特性，我们的身体才会想尽办法维持体内血液中葡萄糖的浓度。当葡萄糖的浓度降低到一定的程度之后，送往脑细胞的能量就会减少，这会导致大脑的机能下降。如果葡萄糖的浓度过低的话，就会使人失去意识甚至死亡。也就是说，碳水化合物的第一功能是为大脑提供能量，当体内的碳水化合物被分解殆尽之后，能量就无法源

源不断地送往大脑，从而导致大脑的机能越来越低。

现在了解一下我们的一天吧。早上醒来之后，我们的大脑就正式开始活动。从睁开眼睛开始，我们的大脑就正式开始工作。我们的身体和肌肉也会开始活动。无论是大脑还是肌肉，一天当中对碳水化合物的需求量急速上升的时间就是早上。储藏了一晚上的碳水化合物要被利用了，所以，早上也是碳水化合物的量减少的速度最快的时间。碳水化合物变成必需品的时间也是早上。相反的，到了晚上，我们的身体就会开始进入休息的状态。这个时候，如果进入我们体内的过多的碳水化合物无法被有效地利用的话，就会直接转变成脂肪。因此，根据不同的摄取时间，碳水化合物的重要性也会有所不同。

分析结果表明，上午我们要增加碳水化合物的摄取量，到了晚上就要尽可能地减少碳水化合物的摄取量，这是最合理的碳水化合物的摄取方法。但是，大部分人的饮食习惯正好完全相反，很多人在上午不怎么摄取碳水化合物，到了晚上，反而会增加对碳水化合物的摄取量。这种生活模式与我们身体的生理反应正好是相反的。

如果以韩国人最喜欢的碳水化合物供给源大米饭作为基准的话，最好的碳水化合物摄取量分配方式是“早饭：午饭：晚饭＝一碗饭：半碗饭：半碗饭”。对于体重偏胖或者肥胖的人群而言，晚上甚至可以不用摄取碳水化合物。但是，对于职场工作者而言，准备早饭并不是件容易的事。除了食用大米饭之外，还有很多种方法能够摄取碳水化合物。哪怕只是一份非常普通的水果加上一杯牛奶，这种搭配方式也可以是一份非常有营养的早饭。重要的是，并不是一定要吃早饭，而是要把朝着完全相反的方向运行的饮食模式修正过来。

最后，我们再看看在自己都不知道的情况下摄取的碳水化合物吧。供给碳水化合物最典型的食物是大米饭、白面粉、红薯、土豆和玉米等，但是，对我们而言，最大的问题并不是这些主食，而是我们不知不觉间摄取到的碳水化合物。上班族们爱喝的速溶咖啡大部分都是由碳水化合物组成的，一杯咖啡的热量是50～100kcal。如果一天喝3～4杯的话，就相当于一天多吃了一碗饭。

与咖啡一同吃进去的饼干、糕点和面包等，也都充满了碳水化合物，这些食物不仅热量密度非常高，其中碳水化合物的比率也非常高。其实，我们当作零食来吃的食物，很多都是由碳水化合物和脂肪组成的。在超市或者便利店随手就能买到的饮料、饼干和冰激凌等，这些零食里面都包含了没有任何意义的碳水化合物和脂肪。问题是，这样的碳水化合物供给源大部分只能使我们产生很低的饱腹感，但是热量却非常高，而且几乎不包含任何维生素等核心营养元素。所以，即使吃饭的时候再怎么减少碳水化合物的摄取量，如果不控制这些不知不觉间摄取到的碳水化合物的话，也是绝对不可能成功减肥的。

过度限制碳水化合物的饮食方式，容易造成脸部衰老

播音员赵永久先生减少了12公斤的体重，这件事曾经一度成为人们谈论的焦点话题。而且他还因为腹部明显的六块腹肌，拍摄过禽兽男创意广告的画报。但是，因为他脸部的肉也迅速减少了，所以终究没能逃过60岁容颜的评价。

减肥之后，那些被人们评价为看起来显老的人，大部分都是在短时间内体重急速减少的人。这种为了能够在短时间内看到减肥效果，过度限制碳水化合物摄取量的饮食方式会导致皮肤急速衰老，这也是导致面部衰老的决定性因素。

在我们的体内，碳水化合物是与比自己的体积大3～4倍的水分一起进行移动的。碳水化合物被储藏起来的时候也会带着水分一同被储藏。而这种碳水化合物被消耗的时候，那些水分也会被排出。过度限制碳水化合物会导致被储藏起来的碳水化合物的消失，与此同时，被一同储藏起来的水分也会消失。

正因为碳水化合物随时都连同水分一起进行移动的特性，所以，如果过度地进行快速减肥的话，我们的身体就会因为碳水化合物的摄取受到限制而出现迅速脱水的现象，这也是容颜衰老的重要原因。如果因为过度减少碳水化合物的饮食疗法，最后导致我们的身体出现脱水的现象的话，皮肤的弹性就会降低。水分消失了，相应的，脸部的曲线感也会减少，整个脸部就会呈现出一种衰老的状态。所以，减肥的时候，为了防止出现这种现象，应该适当地摄取碳水化合物才行。

03

蛋白质也要有选择性地食用

30岁以后，想要成功减肥的话，就需要对碳水化合物和蛋白质的摄取进行合理的调节才行。如果为了减少身上的脂肪，减少了应该正常摄取的食物量的话，肚子必然会很容易出现饥饿的状态。这个时候，是否能够很好地控制这种饥饿感，决定了是否能够成功地进行减肥。我们应该食用热量很低但是有助于使我们产生饱腹感的食物，也就是说，我们要将重心放到热量密度较低的蛋白质上。

摄取蛋白质的三个重要原因

第一，减肥的时候摄取蛋白质，是为了保证肌肉的量并且增加肌肉所必需的营养元素。肌肉的组成原料是蛋白质，如果蛋白质的摄取量不足的话，很有可能使肌肉出现损失。肌肉减少了也就意味着基础代谢量的减少，运动的能力也会随之一起减少，储藏能量的空间也会减少，也就是说，会导致我们的身体形成“不利于减肥的体质”。所以，即使我们正在减肥，也要保持吸收充足的蛋白质，维持肌肉的质量才行。

第二，蛋白质在摄取和吸收的过程中，相对地会消耗很多的能量，也会增加饭后的代谢率。我们摄取的食物在消化和吸收的过程中，也会消耗一定的能量。脂肪大部分会进行单纯的扩散，所以并没有消耗能量。而碳水化合物则是在单纯扩散、主动输送的过程中，会消耗摄取量的10%左右的能量。而大部分的蛋白质，在主动输送的过程中会消耗摄取量的25%的能量。举个例子，如果摄取了等量100kcal的碳水化合物和蛋白质，在消化和吸收的过程中，碳水化合物会消耗10kcal左右的能量，而蛋白质会消耗25kcal左右的能量。而且，蛋白质还会增加饭后的代谢率，通常吃了食物之后，我们身体的代谢率多少都会增加。摄取了碳水化合物和脂肪后，代谢率最多会上升4%左右。但是吃了高蛋白食品之后，一个小时之内，代谢率将提高到30%以上，而且还会持续3～12个小时。

第三，蛋白质通过少量的热量就能维持饱腹感。会对我们的饥饿感和饱腹感产生影响的要素包括血糖、激素和提醒食物已经进入肠胃的机械性信号。其中，提醒食物已经进入肠胃的机械性信号非常重要，而蛋白质就会在这个过程中起作用。也就是说，充分地吸收蛋白质之后，能量密度就会降低，肠胃的体积就会增大，产生已经有充足的食物进入肠胃的机械性信号，从而可以减少饥饿感，维持饱腹感。

04

合理地调整食物的咸淡程度

一旦开始减肥，有很多人认为就要完全远离很咸的食物了，所以即使是吃辣白菜，都会用白开水涮一下再吃。我想应该没有人会对“减肥的时候，请不要吃咸的东西”这句话产生异议，无论是新闻还是医生，甚至是有点减肥经验的人都会说白盐对减肥不利。那么，盐分和减肥究竟有着怎样的关联呢？调节盐分的摄取量到底对减肥有多大的作用呢？

白盐会抱着水分

现在，让我们稍微回忆一下中学时期的教学内容吧。将玻璃纸放到中间，一边是放了咸盐的水，一边是什么都没放的淡水。我们会发现，水分会从淡水处往咸水的方向流动，最终两边的咸淡程度会变得相同，也就是说，盐会吸收水来调整咸的程度。这样的现象就叫作“渗透压”，渗透压是一种吸收水的力。引起渗透压现象的典型材料就是“白盐”，所以，白盐有一种吸收水的力量，而这样的现象在我们的体内也存在。

如同前面所说的玻璃纸一样，我们体内的细胞是一种半透膜。所以，如果摄取了过多的盐分，细胞内和细胞外的盐度就会不同。这样一来，细胞外的白盐就会吸收细胞内的水分，最后导致细胞的大小发生改变。而细胞大小的变化会影响细胞的机能，如果情况比较严重的话，还可能破坏细胞本身。所以，我们的身体为了应对这样的情况，就会不停地想要吸收水分。也就是说，摄取的盐分越多，就会有越多的水分储藏在我们体内排泄不出去。这也是吃了咸的东西之后，身体会发胀的原因。

为了减肥，减少白盐的摄取量，这么一来，就不会有多余的白盐在细胞的外面形成渗透压，体内那些原本被储藏起来的水分也会被排出体外，体重就会急速下降。所以，只要在生活中少吃盐，体重就会迅速下降。

白盐会促进食欲

另外，白盐会刺激人的食欲。酱油螃蟹、调味料螃蟹、明太鱼仔酱和鱿鱼酱等酱类或者酱菜，这类小菜通常都会被人们称之为“下饭菜”。

没有食欲的时候，如果有一两种这样的下饭菜的话，一眨眼的工夫就能吃完一碗饭。但是，如果菜肴比较清淡的话，又会是怎样的呢？我们会有一种咽不下去的感觉，手里的筷子就会左右不定，然后我们很快就会放下手里的筷子。所以，起到调节食物咸淡的基础调味料白盐，是提高食欲的核心要素。已经吃惯了较咸饭菜的人，如果突然间开始吃口感非常淡的饭菜的话，所有的食物就会变得完全不合胃口，很自然地就会减少食物的摄取量。摄取的食物量减少了，体重自然就会减少。

少食盐的饮食习惯有助于我们体内水分的排出，也有助于我们减少食物的摄取量，通过这样的方法就可以达到减少体重的效果。看到这些内容，很多人会觉得少食盐没什么难的。而且，他们甚至还会产生一种希望，觉得只要按照这个方法去做，就能达到自己所期望的体重。但是，非常遗憾的是，这样的方法也只不过是一种小把戏而已。现在，让我们看一下减肥公告板中的一道题吧。

大家好，我是一名家庭主妇，我努力坚持进行了三个月的减肥。我原本非常喜欢吃刺激性较大的食物，如果没有很咸很辣的菜的话，我根本吃不进去饭。但是，听到减肥的时候不可以吃咸的东西，我就下了很大的决心在接下来的三个月里绝对不吃又咸又辣的食物，而且，做饭的时候几乎没有放盐。我的体重果真减少了10公斤左右，问题是，这样的饮食方式真的很难继续坚持下去。后来我又重新开始恢复了原来的饮食习惯，我的体重居然又重新长回了3公斤。而且，我并没有增加摄取的食物量，只不过是调了调饭菜的咸度而已，结果体重又重新弹了回来，心中难免有些伤心。难道是出现了反弹现象吗？以后该怎么做呢？

以上这种只在减肥的时候少吃盐的做法，其实是有一定副作用的。就像之前讲到的那样，白盐会在我们的体内引起渗透压。所以，过度地减少食盐量的人，如果又重新恢复原来的饮食习惯加重食盐量的话，白盐的摄取量就会急剧上升，我们的身体就会储藏所有从外界吸收到的水分，这样的话，体重也会急剧增加。因此，为了减肥，过度减少食盐量的人，这种体重反弹的现象是不可避免的。

即使不减肥，少食盐的饮食习惯依然很重要

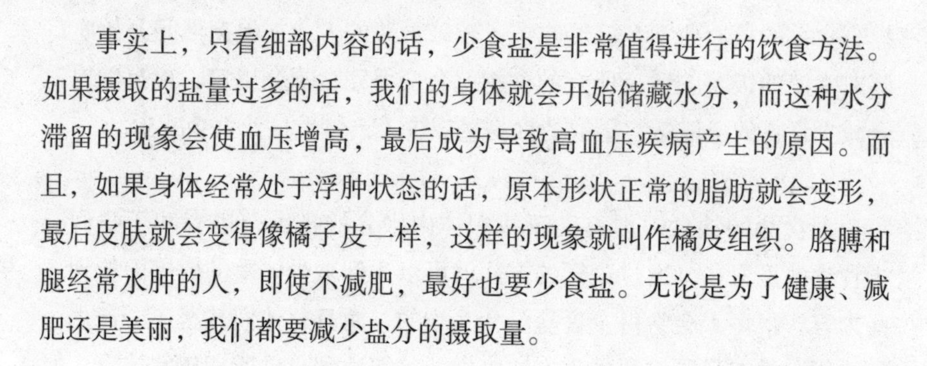

事实上，只看细部内容的话，少食盐是非常值得进行的饮食方法。如果摄取的盐量过多的话，我们的身体就会开始储藏水分，而这种水分滞留的现象会使血压增高，最后成为导致高血压疾病产生的原因。而且，如果身体经常处于浮肿状态的话，原本形状正常的脂肪就会变形，最后皮肤就会变得像橘子皮一样，这样的现象就叫作橘皮组织。胳膊和腿经常水肿的人，即使不减肥，最好也要少食盐。无论是为了健康、减肥还是美丽，我们都要减少盐分的摄取量。

问题是，这种少食盐的生活方式，只能在进行减肥的时候维持。减肥的时候少食盐意味着减肥的时间一旦过去，饮食习惯又会恢复到原来的样子。减肥一结束，盐分的摄取量就会增加，身体就会重新开始储藏水分。身体内水分的储藏量一增加，体重就会重新开始增加，最后还是会回到原来的重量。因为一旦调回原来的口味，食欲也会回到原来的状态，摄取的食物量也会随之增加。这样一来，体重和脂肪量就会增加，这是不可避免的。

最好保持少食盐的生活习惯

减肥期间，我们经常会听到“一定要减少盐分的摄取量”“一定要吃得淡一些”这类的话，事实上，世界保健机构（WHO）建议，每天摄取钠的量不要超过2000mg。与此相比，韩国人每天平均会摄取4900mg的钠，而这个摄取量已经是正常摄取量的两倍以上。但是，需要指出的是，医生或者新闻中建议的少食盐的生活方式，并不是说只在减肥的时间里进行，而是要在平时的生活当中进行。只有让自己的口味变得淡了，才能看到减肥的效果，还能防止高血压，同时还能消除水肿的现

象。只在减肥的几个月里少食盐，这样的生活方式对于减肥而言没有任何的帮助。

谁都希望能在短时间内成功地减肥，这种将体内的水分排出体外，快速减少体重的少食盐的方法对想要减肥的人而言，有着难以抗拒的吸引力。但是，在开始进行少食盐的减肥方法之前，请问问自己，是否能够一辈子都保持少食盐的生活方式呢？如果很难做到的话，那么就请趁早放弃减肥的想法吧。当你结束了短暂的少食盐的生活方式之后，等待你的也只有减肥后的反弹现象。

05

制定适合全家人的减肥食谱

30岁以后，我们的生活会发生各种巨大的变化，其中有一个变化就是要建立一个独立的新家庭。这样一来，想要拥有只属于自己的时间、投资和饮食就变得不可能了，即使到了周末，也需要制订一起度过假期的计划。到了这个阶段，我们想的更多的是家庭不再是自己，对于已经成为母亲的女性而言，更是如此。不能因为自己要减肥，让自己的配偶和孩子也跟着一起吃鸡胸脯肉和红薯吧？所以，一想到要制定属于自己的减肥食谱，就会觉得，与其这样，还不如直接放弃减肥。到了30岁之后，减肥时需要全家人一起参与的原因就在于此。

准备健康的饭菜

如果已经有了家庭还需要减肥的话，首先我们要做的就是需要准备“健康的饭菜”。谁都听过，光吃白米不如吃五谷饭，新鲜的蔬菜、凉拌野菜、黄豆和豆腐也都属于健康的食物。海藻类和海产品也是健康饭菜不可缺少的食物材料。但是，你见过有谁把拉面、炸酱面、猪排和五花肉等食物当作健康食品食用吗？

准备健康的饭菜并不是什么难事，只要根据自己已经掌握的常识进行就可以了。准备好全家人都可以一起吃的健康食品之后，再准备减肥的食品就可以了。就像之前所说的那样，碳水化合物的量减少到平时的一半，充分地摄取蔬菜、海藻类和纯蛋白质等食物，这就是最好的减肥饭菜了。比如，吃上半碗的五谷饭，再同时摄取以蔬菜或者山野菜为重点，加上豆类、豆腐、白肉海鲜和鱼贝类等食物就可以了。

如果想要拥有健康的话，首先要做的事情是什么呢？当然是寻找健康的食物了。就像“我吃的食物会表达我自己”这句话说的那样，如果吃的食物不健康的话，无论如何是不可能健康起来的。准备健康的食谱本身就是减肥的开始。

如果有孩子的话，就说：“我们是不是该给我们的孩子培养健康的饮食习惯呢？”如果没有孩子的话，可以说：“为了将来的宝宝，我们是不是该提前养成健康的饮食习惯呢？”或者说：“如果想要成为散发着健康气息的人，首先我们要吃健康的食物才行！”对自己的配偶说完这些话之后，两个人就要一起培养健康的饮食习惯了。

把孩子当作借口吧

父母都会非常地爱自己的孩子。看一看他们为自己的孩子准备各种有机农材料和没受到环境污染的餐具这件事就可以知道，他们有多爱自己的孩子了，更何况是在孩子的饮食方面了。

事实上，孩子得少儿肥胖症的责任完全在父母身上，或者是在养育孩子的人身上。到了周末，孩子是在家里对着电脑和电视，还是出去和其他的孩子一起玩，最终的决定权还是在大人的手上。是吃拉面泡上大米饭呢，还是吃五谷饭、蔬菜和大酱汤呢？决定权还是在大人的手上。俗话说“幼时所学，终生不忘”，小时候形成的健康饮食习惯会一直延续到成人之后的生活当中。所以，让孩子养成健康的饮食习惯是他们日后能够健康的基础，对于父母而言，也是维持健康和美丽的机会。

06

为什么吃得不比别人多却还胖?

之所以会胖，当然是因为“吃得多，动得少”。虽然这句话有一定的道理，但是并不完全正确。有些人即使吃得和别人一样多，运动得也和别人一样多，但是他们就是特别不容易减肥。我们来看看为这样的人群准备的饮食疗法吧。

如果你觉得自己吃得和别人一样多，运动的量也是一样的，但是就是不容易减肥，那么，请关注一下下面的内容吧。

□ 暴饮暴食或者饮食不规律

□ 不怎么重视饮食，都是将就着吃几口

□ 吃的食物当中，碳水化合物所占的比率很高

□ 完全感受不到运动的乐趣

如果以上的内容中，有一个以上符合自己的话，那么，请按照接下来所介绍的方法进行减肥，你会体会到惊人的变化。

分几次吃完

假设一天摄取1800kcal的热量，那么，一次性全部摄取和分几次进行摄取有着怎样的差异呢？

现在，让我们一起关注一下“我们身体的危机状况”吧。比如，一个月收入200万韩元的人，需要有计划地将工资分为生活费、零用钱和储蓄等部分。但是，如果自己不知道什么时候会有收入的话，又会是怎样的结果呢？这样一来，我们就会很难衡量这个月到底要存多少，要花多少。由于不知道什么时候会出现没有收入的“危机状况”，我们就会最大可能地进行储蓄，不会胡乱花钱。而这样的道理，对于我们的身体而言也是一样的。由于不知道什么时候才会有食物进入身体，为了应对这样的“危机状况”，我们的身体想要最大限度地将食物储存在体内的趋向就会越来越严重。即使吃相同量的食物，分几次进行食用和一次性全部吃完的差异就在于此。

这样的现象，我们通过观察炫耀着笨重身体的相扑选手，就可以看得非常清楚。比任何运动选手都需要庞大身躯的相扑选手们，每天会吃多少顿饭呢？四顿？五顿？非常意外的是，他们每天只吃一两顿饭。这

些维持着庞大身躯的人，吃得是不是太少了点儿呢？我们来看看相扑选手一天的日程吧，他们每天都需要进行4～5个小时高强度的运动，然后开始吃早饭兼午饭的一顿饭，这顿饭他们会吃很多量的食物。然后就会直接进入睡眠状态，起来之后就会吃晚饭，吃完晚饭又会立刻进入睡眠状态。他们正是通过这样的方法锻炼出了我们看到的庞大身躯。

虽然吃得并不是太多，但是却很难减掉身上脂肪的人们，首先要考虑一下，自己的饮食习惯是否规律、是否有暴饮暴食的毛病。然后再按照定好的时间，进行分几次食用的训练。首先需要遵循的原则是，空腹的时间最好不要超过6个小时，要分配好一天三顿饭的食用时间。

不要随便对付吃两口，要用心好好吃

如果不好好吃饭，随便对付吃两口的话，你会想起什么食物呢？炸酱面一碗、杯面加紫菜包饭一卷、面包加牛奶或者用水冲泡大米饭然后加上一两个咸菜等这些菜单吗？而这些食物，有一个共同的特征就是“碳水化合物的含量非常高”。炸酱面是由提供碳水化合物的食物中，最具代表性的面粉制成的面条，而杯面、紫菜包饭和面包也都是如此。如果是用水冲泡大米饭加上一两个咸菜充饥的话，那么，为身体提供大部分热量的就是大米饭。以上这种行为就相当于将碳水化合物这颗炸弹投到身体里一样。摄取的热量中，碳水化合物所占的比率非常高，有着这种饮食习惯的人们总觉得，与吃的食物量相比，身上长的肉太多了。

+ 属于碳水化合物的食物都有哪些？

大米饭/白面粉/面包/面条/饼干/果汁/冷饮/红薯
土豆/玉米/酸奶/豆奶/菠萝/橙子

上面列举的食物中，属于碳水化合物的食物有几种呢？正确答案是“全部”。之前我们并不知道，每顿饭结束之后吃的半个玉米、一个橙子或者一杯果汁，这些食物全部都是由碳水化合物组成的。但是，大多数人并不知道这个事情，如果中午吃完了用水冲泡的一碗饭后，又把一块面包和一瓶汽水当零食吃了的话，就相当于持续地往身体里投入了碳水化合物一样。

水果富含维生素和纤维素，是有助于减肥的食物，但并不是所有的水果都可以随便吃的。根据不同的食用方法，其结果也会有所不同。如果平时吃饭的时候已经摄取了较多的碳水化合物，饭后还把水果当作零食大量食用的话，就相当于让自己一天都裸露在碳水化合物的炸弹之中。如果是水果干的话，水分消失了，热量密度就会上升，所以，食用的时候就要更加小心。

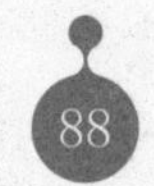

有些食物虽然整体热量较低，但是它们的碳水化合物含量却非常高。平日里经常食用这种食物的人，就要把现在习惯性摄取的食物量减少一半，而且，吃每顿饭的时候要有意识地多摄取蔬菜和纯蛋白质。

多食用体积大、热量低的蔬菜

总觉得吃得比别人少，但是长的肉却比别人多的人，平日里要特别注意碳水化合物的摄取量才行。但是，如果平日里减少了碳水化合物的摄取量的话，很快就会出现肚子饿的情况。在这种情况下，如果摄取热量密度较低的食物的话，会有助于减轻这种饥饿的感觉。

热量的密度是指与食物的体积相比，含有的热量大小。体积较小但是热量较高的食物的热量密度较高；体积很大但是热量较少的食物的热量密度较低。我们平时经常会吃的那些零食，大部分都属于体积不大但是热量却非常高的食物，也就是说，这些零食都属于热量密度较大的食物。比如一袋饼干，大概含有400kcal的热量，已经远远超过了一碗饭含有的热量。

相反的，蔬菜的体积虽然很大，但是含有的热量却很少，这样的食物就属于热量密度较低的食物范围。蔬菜中含有一种名为纤维素的碳水化合物，而纤维素与我们之前所了解的碳水化合物有所不同。人类的体内并不存在能够分解纤维素的酶，所以，即使吃了纤维素，也不会被我们的身体吸收，所以，虽然吃完了之后我们会产生饱足感，但是并不会使我们变胖。相反的，草食性动物的体内会分泌能够分解这种纤维素的酶，所以，大象等动物即使只吃草也会变胖。所以，在降低碳水化合物的摄取量的同时，用蔬菜弥补体内不足的部分，是既可以降低吸收的热量，还可以维持饱腹感的好方法。

吸收纯蛋白质

如果已经成功地减少了碳水化合物的摄取量，那么，第二个需要考虑的就是蛋白质的吸收问题。对碳水化合物的依赖性很高的人们的饮食习惯有一个共同点，就是他们吃饭的时候，对蛋白质含量非常高的豆类、豆腐、瘦肉和白肉海鲜等这些食物的摄取量非常少。蛋白质与之前提到的蔬菜一样，热量密度非常低。也就是说，虽然蛋白质的体积很大，但是相比之下含有的热量较少。典型的有植物性蛋白质供给源豆腐，一块豆腐与它的体积相比含有的热量却很少。如果吃了一块豆腐，与热量相比体积很大，所以有利于使人产生饱满感。

而且，蛋白质在保存并维持我们体内的肌肉方面有着很好的作用。吃饭的时候，摄取碳水化合物的比率很高的人们，有一个特征就是，与体重相比，身体中含有的肌肉量非常少，也就是说，是一种干瘦的肥胖体型。通过下一页的“干瘦、肥胖的身体成分分析结果预示”，我们可以知道，虽然体重属于正常范围，但是，骨骼肌的量却达不到标准，体内脂肪含量超出了正常范围。对于这种与肌肉相比，脂肪很多的干瘦肥胖的人群而言，想要改善这种体型的最好的方法就是增加蛋白质的摄取量，再配合肌肉运动就可以改善与体重相比，肌肉量相对非常不足的不均衡体型。

+干瘦、肥胖体型的身体成分结果预示

身体成分分析					
	标准以下	标准	标准以上	标准范围	
体重	40 55 70 85 100 115 130 145 160 175 190 205	51.5kg			44.0~59.5
肌肉量	60 70 80 90 100 110 120 130 140 150 160 170	17.5kg			19.5~23.9
体内脂肪量	20 40 60 80 100 160 220 280 340 400 460 520	17.9kg			10.4~16.6

诊断肥胖				
	测定值	标准范围		评价
身体质量指数	20.7	18.5~23.9	☑ 标准	□ 偏瘦 □ 偏胖 □ 过度肥胖
体脂肪率	34.9	18.0~28.0	□ 标准	□ 轻度肥胖 ☑ 肥胖

虽然体重在标准范围内（BMI20.7是正常），但是体脂肪率已经超过了正常范围，是典型的干瘦肥胖的体型（体脂肪率是34.9%，属于肥胖）。

通过高强度运动，超越身体的临界点！

临界点是指“物质向外部投降的瞬间，或者是固有的性质开始改变的始点”。假设我们正在推着非常沉重的石头，如果我们使用很小的力气去推的话，石头移动的距离会很小。那么，如果我们使用的力气很大的话，石头移动的距离就会很大吗？并非如此。如果没有超越石头和地面产生的摩擦力的话，也就是说，如果力气没有达到临界点的话，石头是丝毫不会移动的。但是，如果推动的力量超越了石头和地面之间产生的摩擦力大小的瞬间，也就是说，超越了临界点的瞬间，石头就会开始移动。我们的身体也是如此，并不是你今天少吃了一勺饭，就会减少一勺饭量对应的脂肪量，也并不是你今天多吃了一勺饭，就会增加一勺饭量对应的脂肪量。好多年维持一定体重的人们，也并不是每天都在摄取相同量的热量。之所以能够一直维持那个体重，是因为我们的身体也存在“临界点”的缘故。

吃得很少，但是体重却不见减少的人，这样的人调节体重的临界点非常高。也就是说，自己的身体并没有多大的变化，这意味着摄取量和消耗量已经形成了一个平衡点，同时也意味着还没有超越临界点。如果想要成功减肥的话，就要超越这个临界点，想办法让自己的身体产生变化。如果是因为吃得太多了的话，那么可以通过减少食用量的方式突破临界点。但是，对于吃得很少却依然长胖的人们而言，仅靠减少食物量是很难超越临界点的。这时候，运动是最好的方法，特别是与其他人吃得差不多的情况下，如果还总觉得自己比别人胖的话，高强度的运动有助于减肥。

如果运动强度不太大的话，即使运动的时间再长，也很难越过“临界点”。只有通过高强度的运动才能做到。其实，并不需要对高强度运动产生恐惧心理，如果一直以来你都只是在很轻松的散步地话，那么，只需要增加运动强度，加长跑步时间就可以了。如果体力不够的话，那就先跑起来，累了就散会儿步，等休息够了再继续跑，一直重复这个过程就可以了。不停地冒汗，气喘吁吁地进行运动，并且加长这种运动的时间，这就是克服身体临界点的方法。

07

再也不要相信那些流行的食物减肥方法

“食物减肥方法？我减肥已经持续了数十年，当然尝试过其中的一两种啊！虽然当时有效果，但是一旦停止便会反弹，立刻变回原来的样子。”虽然大部分减肥者都说过类似的话，但是当他们听到新的减肥方法时还会不会心动呢？如果是30岁以上的人，那么请不要再相信那些流行的食物减肥方法了。

柠檬排毒减肥的陷阱

近几年来，有一种减肥方法曾一度风靡韩国，从好莱坞的明星开始，有很多演艺圈的人也开始尝试这种减肥方法。这就是柠檬排毒减肥方法。但是，这种柠檬排毒减肥方法，却被专业人士评价为最恶劣的食疗方法。柠檬排毒减肥方法，是将枫糖浆和辣椒粉混合在柠檬原液或者柠檬汁中，代替食物随时饮用的疗法。这种减肥方法通过排除体内毒素的效果起到减肥的作用。据说，如果在一周的时间内只喝这种饮料，那么即使之后再重新开始正常饮食也不会出现反弹现象。

然而，这种减肥方法只是将“柠檬排毒”进行了再次包装。实际上这种减肥方法只不过是一种超低热量饮食方法而已。柠檬排毒组成成分中的枫糖浆作为碳水化合物的供给来源，能够给身体提供热量，但是量却非常少，所以柠檬排毒减肥实际上与空腹没有什么两样。虽然说辣椒粉中的成分辣椒素有助于分解脂肪，但是其效果却非常不明显。所以，即使在一周的时间内尝试柠檬排毒减肥，也只能说人体在一周的时间里是通过枫糖浆获得了极少量的碳水化合物而已。实际上这种减肥方法并不一定要使用柠檬，也可以使用橙子、西瓜或者其他水果，效果都是一样的。而枫糖浆只不过是能够起到增加甜味的作用而已。简单地说，这样的减肥方法相当于只用一点点白糖水维持了一周的生活，这就是柠檬排毒减肥方法。

但是，因为柠檬排毒减肥中起到决定性作用的是“排毒”原理，所以这种减肥方法让无数的人趋之若鹜。很多人习惯性地对那些难以治疗或者原因不明的疾病用“毒素”进行包装，减肥也是如此。实际上很多人都十分清楚减少身体内部的脂肪和体重并不是一件容易的事情，但是大多数人不会把原因归咎于自己不够努力或者不良的饮食习惯，而是会把所有的原因归咎于实际上并不存在的“毒素”。假借“排毒”的名义，让人们进行最恶劣的饥饿减肥的方法就是“柠檬排毒减肥”。

只吃肉的“皇帝减肥方法”的真实一面

“皇帝减肥方法”是由美国的阿特金森博士提出的减肥饮食方法，又叫作“阿特金森减肥法”。因为很多人都认为这种减肥方法是一种像皇帝一样尽情吃肉的食疗方法，所以才得名“皇帝减肥方法”。实际上这种食疗方法是一种极度限制“碳水化合物摄取量”的减肥方法。

“皇帝减肥方法”问世之后立即在全球范围内掀起了一股减肥热潮。人们选择这种减肥方法的第一个理由就是“可以尽情地吃肉”。这一食物疗法只限制碳水化合物的摄取量，而对其他营养素的摄取量没有任何限制。一直以来人们都普遍认为肉类热量高、脂肪高，所以在减肥时通常都会尽量避免食用肉类。但是，“皇帝减肥方法”却可以尽情地吃肉，试问哪一个减肥者会讨厌这样的减肥方法呢?

第二个理由，“体重减少的速度非常快”，这样的饮食方法在刚开始的时候就能显示出戏剧般的减肥功效。碳水化合物在我们的体内储藏的时候，会携带比自身重量多达3～4倍的水分。所以，如果极度限制碳水化合物的摄取量的话，那么体内的碳水化合物就会被分解，而与碳水化合物一同储存的水分也就会被排出体外，所以体重迅速减少。能够尽情地吃自己喜爱的肉，同时还能快速减少体重，再也找不到比这个更让人开心的方法了。

然而，阿特金森博士提出的这一减肥方法并没有流行多长时间便消失了。因为过度地限制碳水化合物的摄取，所以这样的饮食方式注定是无法存在太长时间的。我们所食用的大部分食物中都含有碳水化合物，而韩国的饮食习惯中碳水化合物所占的比重是比较高的。通过“人是铁，饭是钢”这句话我们就能够得知，人们对食物的依赖性有多高。所以，这一减肥方法很快就淡出了人们的视线，就是因为它有着非常明显的限制性。

而且，这一减肥方法存在的另一个问题是它将所有的脂肪全部归为同一个种类。如果我们观察一下希腊等国生活在地中海沿岸的人们经常食用的食物，就会发现他们的食物结构大部分为碳水化合物50%、蛋白质25%、脂肪25%。在这里需要我们关注的一点是，虽然这样的饮食习惯中脂肪的含量偏高，但是他们得高血压和糖尿病等疾病的概率却非常低。这就是摄取什么种类的脂肪变得非常重要的理由。

地中海地区人们的餐桌上必不可少的就是以从大海里获得的食材为原料的食物，虽然这些食物的脂肪含量非常高，但是其中绝大部分脂肪都是不饱和脂肪。也就是说，即使摄取大量的脂肪，也绝对不会产生任何不利于健康的现象。而阿特金森减肥法只是限制了碳水化合物的摄取量，却没有对脂肪作出任何限制。所以很多人认为，随着摄取的对人体有害的饱和脂肪的量的增加会产生很多不利于健康的现象。所以，这种可以像皇帝一样尽情吃肉的减肥方法，在世界减肥舞台上转瞬即逝。

在丹麦并不存在的丹麦减肥方法

以下是网络上对非常流行的丹麦减肥方法的解释说明。

丹麦减肥方法是丹麦国立医院创立的减肥食谱，以2周左右的时间为一个周期。丹麦减肥方法的原理在于，食谱中含有的食物成分在体内组织中产生化学作用，最终改变人的体质，从而使人体变得再也无法吸收碳水化合物。而且，食谱本身几乎不含有碳水化合物，而是通过鸡蛋和蔬菜等高蛋白、低热量的食物构成。这一减肥食谱不会使减肥出现反弹的现象，能使减肥者一直维持减肥成功之后的状态。这就是丹麦减肥食谱的魅力所在。

几乎所有的韩国国内网站都报道说丹麦减肥方法已经得到了丹麦国立医院的认定，只要按照制定好的食谱进行减肥，就可以看见非常显著的减肥效果，并且绝对可以杜绝反弹现象的出现。换句话说，只要坚持参照由煮鸡蛋、葡萄柚、烤面包片、无糖无伴侣咖啡、沙拉等食物组成的食谱规划饮食，那么只需实行2周左右的时间就可以看见减肥效果。

实际上，韩国人看到的关于丹麦减肥方法的信息大部分都是错误的，因为这种减肥方法与丹麦国立医院一点儿关系也没有。不仅韩国国内如此，就连美国等多个国家都开始流行这种丹麦减肥方法之后，丹麦国立医院公开声明，所谓的丹麦减肥方法与丹麦国立医院没有任何关系。实际上只通过2周的时间极度限制碳水化合物吸收的方法，并不能改变体质，当然也不能使身体变得无法吸收碳水化合物。不仅这种说法是不可能实现的，而且就连不会出现反弹现象的说法也是完全不可信的。

丹麦减肥方法之所以能在2周的时间内产生效果，仅仅是因为“吃得很少”的缘故。这种超低热量的饮食方法在实行的过程中虽然会产生减肥的效果，但是一旦将这种食谱换回原来的饮食习惯的话，不仅体重会急速上升，也会出现减肥反弹的现象，这种事情是显而易见的。

香蕉减肥方法只会带来虚幻的梦

近些年来，世界各国都出现了食用香蕉进行减肥的方法，比如，曾经在日本风靡一时的香蕉早餐减肥方法，以及最近又开始流行起来的香蕉醋减肥方法等。

首先，让我们来仔细看一下香蕉早餐减肥方法吧。只需要在早上将

香蕉当作早餐，而午餐和晚餐可以随便吃，但是从下午5点之后就要开始禁食。对午餐和晚餐不仅没有任何的限制，甚至还可以喝酒。人们认为通过这种减肥方法还能够排除体内的毒素，不仅能起到减肥的作用，而且还有丰胸的效果。可见，这种减肥方法多少给人一种荒唐的感觉。

香蕉醋减肥方法是按照香蕉：食用醋：红糖=1：1：1的比例混合之后，用微波炉加热40秒左右，又或者搅拌均匀，等红糖完全溶解后在常温下放置1天左右，然后再将其放进冰箱2周左右。这就是制作香蕉醋的整个过程。这一减肥方法是待香蕉醋制作完成后，从香蕉醋中捞出香蕉，在早上和晚上吃饭之前直接吃3勺或者将其溶解到水中随时饮用，而这一减肥方法只需要2天的时间就可以见到减肥效果。食醋是发酵食品，含有多种有机酸、氨基酸、维生素、无机物等物质，对身体大有裨益。然而，食醋作为发酵食品，只有在摄取天然发酵的醋时它的功能才会产生这样的效果。目前，市面上销售的人工合成的食醋是很难达到这种效果的。而且就算是自然发酵的食醋，仅凭食醋本身也是很难产生非常明显的减肥效果的。适当地摄取食醋只是能够对人体产生一定的有益的效果而已。

+ 聪明地活用香蕉

如果减肥的时候非常想使用香蕉的话，也可以用香蕉代替一天中的一顿饭，或者可以把香蕉和牛奶加入搅拌机中，将两者一同搅拌之后制作成冰沙食用，这也是个不错的方法。制作冰沙的时候我们可以通过牛奶补充香蕉中缺少的蛋白质部分。但是，这种方法并不能起到丰胸或者排毒的效果，它只是简单解决一顿饭的同时吸收维生素和碳水化合物，减少吸收热量的总量，起到有助于减肥的作用而已。

忙碌的早晨，对于30多岁的人而言，用一杯牛奶和一根香蕉足可以解决早餐，而这在现实中也是非常轻松就能做到的减肥方法。

消除宿便，真的有利于减肥吗？

很长一段时间以来，人们就一直在关注关于“便”的事情。很久以前“能吃能拉”不就意味着健康吗？很多人都认为体内的“宿便”会产生对身体有害的毒素，会破坏身体健康，更不利于减掉体重。所以，有很大一部分人理所当然地认为只要清除了体内的宿便，就既能排出体内的毒素又能使身体重新恢复健康，并且还会起到减肥的作用。

人们之所以对“宿便”这一词语那么敏感，是因为我们的周围存在很多便秘患者。出现便秘的现象之后，我们的身体就会产生腹胀、身体变得沉重等不舒服的现象，而且我们的体重也会随着便秘现象的出现而渐渐增加。相反，如果便秘现象得到了改善，那么这种不舒服的现象也会出现好转，而且还会出现体重减少的效果。所以，对于那些一直以来饱受便秘困扰的人而言，清除宿便是非常让人激动的消息。

但是，医学上根本就不存在宿便这一概念。因为我们的肠道一直在不停地蠕动，而肠内的细胞经过一定的时间之后就会死去并全部脱落，那么就算大便会在肠道内的某一特定部位停留很长时间，最后也会随着细胞的脱落一同滑下去，所以只能利用药物来清除的宿便是根本不存在的。在医学界，医生在宿便是否存在的问题上从来不会妥协，他们认为“宿便本身是不存在的”。

当然，也有一些人认为宿便是存在的，随之就出现了各种清除宿便的方法。其中最具代表性的就是“灌肠疗法”。这是一种通过将溶液注入到肠内，起到清除大便的效果的方法。从生理盐水开始，到咖啡、绿茶或者是混合了很多根本无从了解的成分制作而成的溶液，已有各种各样的方法进行灌肠。问题是，灌肠疗法虽然很有效，但是它很有可能会引起严重的并发症。灌肠疗法对人体的益处并没有被公开，相反，人体会因为灌肠疗法过程中过度的腹泻而出现电解质紊乱、感染细菌的现象，严重时

消除
宿便

还会导致大肠炎、败血症、肠穿孔，乃至死亡。因为使用灌肠疗法导致死亡的事例屡见不鲜。

如果你了解了宿便的真相之后心里还是感觉不安的话，那么推荐你定期接受大肠镜检查。大肠镜检查是一种将安装了摄像头的管子，通过肛门进入体内观察肠壁是否存在病变的检查，如果有必要就进行活组织检查或者清除手术的方法。接受这种检查时，首先必须要清除肠内的大便。因为如果大肠内存在大便的话，医生是很难通过内视镜观察肠壁的状况的，所以在进行大肠内视镜检查之前，都会有一个清除肠内大便的过程。不管宿便存在与否，通过这一检查不仅可以安全地将宿便清除，而且还可以确认并且治疗大肠内部的器质性问题。所以，大肠内视镜检查可谓一举两得，能同时进行清除和治疗两种事情。

如果家族中有大肠癌的病史，或者出现大便带血的症状、大便变细、大便习惯突然发生变化，那么最好在20～30岁之间就定期进行大肠内视镜检查。

便秘对于现代人而言意味着什么?

当今社会，随着生活节奏的加快，越来越多的人开始饱受各种压力的困扰，这就导致了便秘患者呈现出逐渐增加的趋势，并且产生便秘现象的年龄段趋于年轻化。

排便的时候，如果出现需要非常用力、大便过于干燥的情况，以及排便后依然存在有大便的感觉或者肛门和直肠出现闭锁感的情况且一周排便的次数少于4次，那么这种现象就叫作便秘。

便秘患者的数量呈现出逐年增加的趋势，在过去的4年里增加了30%。出现这种现象的主要原因就是压力的存在。当然，如果充分摄取水分和膳食纤维的话，便秘的症状就会有所好转。但是，这并不代表便秘已经得到了完全治愈，彻底治疗便秘需要我们养成良好的生活习惯，并且坚持不懈地维持下去。

到目前为止，一直在给大家介绍那些我们应该避开的流行的减肥方法，而需要我们避开的减肥方法大多是那些不考虑个人的差异且盲目按照制定好的食谱跟着做的减肥方法。此外，还包括那些没有进行鉴定就盲目要求人们跟着做的减肥方法。这样的减肥方法在减肥初期也许会产生效果，但是一旦结束减肥则十有八九会出现反弹的现象。并且，每经历一次这种过程，我们的身体也会被毁掉一次。

08

完美身材医师推荐的饮食疗法Best4

没有任何一种“减肥食谱”是适用于所有人的，因为每个人的体质和所处的环境都是不同的。虽然鸡胸脯肉非常有利于减肥，但是在30岁之后还带着便当上下班也不太现实，不是吗？而且，事实上也有很多没有吃五谷饭、鸡胸脯肉、红薯等食物但是也减肥成功的人。那么，就让我们一起来了解一下适合30岁以上的人且在现实生活中能够进行的饮食减肥疗法吧。

医院诊疗过程中减肥效果最好的饮食疗法

世界上确实存在很多种能够产生减肥效果的减肥方法，有的人说通过极度限制摄取碳水化合物的方法成功减肥，也有人说通过只吃葡萄成功减肥。并不是所有的人都一定要通过正常的饮食疗法和运动才能成功减肥的。

出于这种“多样性”的问题，以专家的角度来看有些减肥方法并不值得推荐。相反，很想去阻止的减肥方法倒是很多。就像前面内容中提到的柠檬排毒减肥方法、丹麦减肥方法等曾经一度流行的减肥方法就属于这一类型。不仅每个人的外貌长得不同，而且每个人的体型和体质也是不同的。既然如此，怎么能按照千篇一律的减肥方法进行减肥呢？这样的减肥方法最后只会以失败告终。有些人是因为摄取了过量的食物才发胖，而有些人则是因为吃了太多的零食才变胖。既然每个人变胖的原因各不相同，我们怎么能让每个人吃一模一样的食物呢？那么，是否真的存在制定好的食谱呢？

当然，也有接近正确答案的“最佳饮食疗法”。对于活动量变少的30岁以上的人群而言，想要成功减肥就需要减少一半的碳水化合物的摄取量，摄取对身体有益的碳水化合物，而不是摄取对身体有害的碳水化合物。尽可能减少像零食这样的碳水化合物，充分摄取纯粹的蛋白质和新鲜蔬菜。在理论上这一方法是最好的食疗方法，但是这并不是说所有的人都需要通过这一最佳的食疗方法才能成功减肥。有人说通过极度限制摄取碳水化合物的方法能够成功减肥，但是也有人是通过食用糙米才成功减肥的。由此可以看出，每个不同的人确实存在第二个最好的选择，只要很好地利用这种不同点完全可以成功减肥。然而，不管使用哪种减肥方法，有一个事项必须要提前做好。如果以下选项中你至少符合一项的话，在充分摄取蔬菜进行饮食疗法之前，首先一定要改善最重要的问题点才行。

+ 确认减肥习惯

□摄取的食物量本身很多

□喜欢吃含有很多糖分的面包、打糕、饼干、果汁等零食

□一周之中吃夜宵或者喝酒的次数超过了2次

在正式进行饮食疗法之前，起码要改善以上这些重要问题点，这样再进行饮食疗法才有效果。如果饮食量很大，那么首先要减少食物摄取量。不管什么原因，一定要限制自己吃零食，并且要最大限度地避免吃夜宵和喝酒之类的事情。仅仅通过改善这些不良的饮食习惯，就会产生令人期待的减肥效果。

如果已经了解了自己致命的饮食习惯并且纠正了它们，那么现在就可以提前我们的进度了。那就是寻找理论和自身所处的现实之间的折中点。虽然存在最好的饮食疗法，但是如果想要完全按照那一方法进行，那么放在现实生活中有可能会存在一定的难度。在见到每一个读者之后，我都能告诉每一个人适合他们的减肥方法是不太现实的。但是，作为专业治疗肥胖症的医生，我会通过在医院的那些诊疗经验给读者们介绍其中最有效的减肥饮食疗法。好吧，那么现在就让我们开始摆脱教科书中那些条条框框的内容，一起来了解一下现实生活中实践起来更简单、更有效的减肥方法吧。以下内容就是以科学内容为基础，对健康更为有利且反弹现象产生的可能性较小，最重要的是30岁以上的人能够在现实中实践的饮食疗法。

①食量减半的减肥方法适合经常忙碌的职场工作者

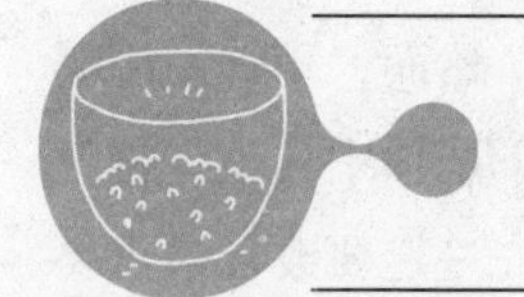

减肥的第一天禁食，

从第二天开始减少一半的食量就OK!

半食减肥方法是指不管吃什么，按照本人平时的饮食量减少一半的量的减肥方法。在此需要强调的一点是，减肥的第一天需要禁食。如果将半食减肥方法坚持六个月左右的时间，那么就可以减少“胃”的容量，如果增加食量的话反而会觉得不舒服。在进行减肥的这六个月的时间里，最好尽可能地避开过量的运动。简单地说，在允许的范围内减少一半的食量，这就是半食减肥方法。

话说回来，其实半食减肥方法不一定非要坚持六个月的时间。实际上，如果在一定的时间内减少吃饭的量的话，会明显感觉到胃的容量变小了，那么即使吃比平时要少的食物也会产生饱腹感。减少食物的量刚开始可能会觉得有些不舒服，但是随着时间的推移胃的大小也会随之发生改变，人体就会很自然地适应这种新的变化。但是如果又增加食物的量，那么胃也会相应地变大。所以将食量减少一半的减肥方法至少要持续三个月以上的时间，这一点非常重要。

这一方法是按照成功减肥的基本原则“消耗的热量要比摄取的热量多”进行的减肥方法。实际上通过运动能增加消耗的热量，但是通过这样的方式来消耗我们身体所摄取的热量是一件非常难的事情。消耗的热量比摄取的热量更多，想要做到这一点最切实可行的方法是必须减少摄取的热量，通过运动等方式选择性地增加消耗的热量。这对于没有多余的精力进行运动的职场工作者而言，是非常具有现实意义的对策。与每天都需要自己准备便当带着去上班，下班之后还要腾出时间进行运动的方式相比，对于那些平日里根本没有那么多时间做这些事情的职场工作者而言，把食量减少到平时的一半，也就是只吃一半的减肥方法可谓是他们的最佳选择。

然而，半食减肥方法虽然有不限制食物种类、不强调必须要做运动的要求，但是也正因为如此，这一减肥方法存在一个明显的缺点，那就是出现肌肉量减少的危险性会变高。但是，由于这一减肥方法进行起来非常简单，并且几乎没有什么限制的缘故，所以对于30岁以上生活节奏快的人群而言，半食减肥方法是成功减肥的可能性最高的方法。

如果下定了决心要进行半食减肥方法，那么对于吃的食物要更加用心。如果再做一些自己比较喜欢的运动的话，则会令减肥产生事半功倍的效果。

②利用纸杯计算食物的摄取量！纸杯减肥方法

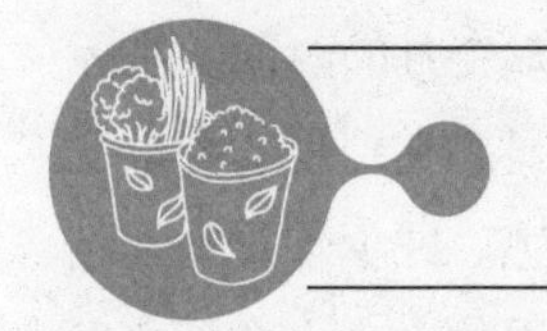

利用纸杯计算，确定摄取的食物量！

纸杯减肥方法是在进行饮食调节的过程中，利用随手可以拿到的纸杯进行食物量计算的减肥方法。事实上，对于营养学方面的知识量并不丰富、对减肥并没有太多关注的普通人而言，“每顿饭要摄取多少热量”“要摄取多少克蛋白质”等之类的话是很难让人进行衡量的。但是，如果使用纸杯的话这一计算就会变得异常简单，而且我们还可以亲自确认自己所摄取的食物量对减肥是非常有利的。

进行纸杯减肥的时候，按照谷类、蔬菜类、蛋白质类分门别类，然后早餐、午餐和晚餐的时候按照不同种类进行摄取比较好。早上的时候，利用纸杯吃一杯谷类和一杯蔬菜，再加上半杯蛋白质类的食物。中午的时候和早上吃的一样，晚上的时候只需减少一半的谷类就可以了，其他种类的食物保持不变。这一减肥方法可以为那些在减肥的时候被“减肥的时候吃什么食物？到底要吃多少的量？”困扰的人提供非常行之有效的方法。

+ 纸杯减肥方法

早上：1杯谷类+1杯蔬菜+1/2杯蛋白质　　中午：1杯谷类+1杯蔬菜+1/2杯蛋白质
晚上：1/2杯谷类+1杯蔬菜+1/2杯蛋白质

吃饭之前先喝两纸杯量的水，以便维持饱腹感。为了减少摄取盐分的量尽可能地不要喝汤，但是如果真的非常想喝汤的话可以喝1/2杯，以汤里面的食物为主。

纸杯减肥的效果中首先凸显的是因为减少了摄取的食量而产生的体重下降的现象。而且，纸杯减肥方法和半食减肥方法一样，如果坚持一段时间的话也会减少胃的容量。所以，即使之后不再使用纸杯，同样也能一眼估量出食物的量。

③如果想成功减肥该选择哪种减肥方法呢？那就是“原始人减肥方法”

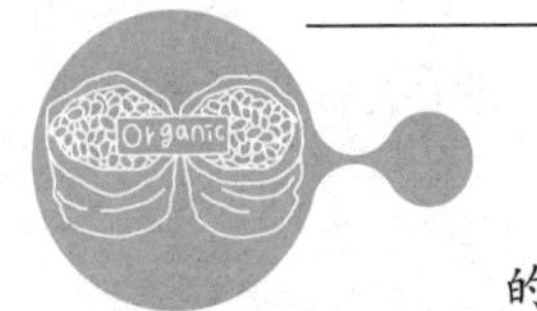

像原始人一样吃，也像原始人一样运动！

重点是不摄取精制的碳水化合物，进行高强度的运动。

原始人的减肥方法是通过人类的进化论来解释肥胖的。在人类的历史中几乎不存在食物丰富的时期，只是到了最近半个世纪人类的历史才发生了翻天覆地的变化。因为时代改变之后，随处可以获得便宜且热量高的食物。

数百万年以来，我们的祖先常常为食物不充裕而担忧，而我们的身体恰恰从祖先身上获得了那种已经熟悉了饥饿感的遗传因子。由于不知道什么时候就会缺乏食物，所以我们的身体会想尽各种办法把所有摄取的热量储藏到我们的体内，我们的遗传因子已经习惯了这样的环境。所以面对骤然间的改变，我们身体中的遗传因子只会感到非常陌生。简单地说，我们体内的遗传因子依然习惯于将热量储藏到我们的体内，而对于消耗热量、减少体内脂肪的现象则显得非常陌生。

那么，既然我们身上带着对减肥不利的遗传因子，那我们应该通过什么样的方法成功进行减肥呢？正确的答案就是“原始人减肥方法”。这一方法就如同其字面所表达的意思那样，即最大限度地像我们的祖先那样，吃类似于他们曾经吃过的食物，并进行与他们的生活方式类似的运动。那么，类似于原始人的食物和运动各是什么呢？

第一种就是“碳水化合物”。从祖先的餐桌到我们现在的餐桌，这期间碳水化合物发生的变化最大。我们所摄取的食物当中最具代表性的碳水化合物是大米、面粉、红薯、土豆等食物。我们的祖先也会摄取碳水化合物，生活在现代的我们同样也在摄取碳水化合物。那么，我们现在所摄取的碳水化合物和我们的祖先所摄取的碳水化合物存在什么样的区别呢？它们之间的区别就在于“生的”和“精制的”。我们的祖先摄取的是没有经过加工的糙米、杂粮、全麦等原始的碳水化合物，而现在我们所摄取的大米、面粉等食物都属于精制的碳水化合物。不仅仅是大米和面粉，我们平时随处就能买到的果汁、饮料、饼干、糕点、面包等零食都属于精制的碳水化合物。

所以，原始人减肥方法就是要从那些非精制的原始碳水化合物的摄取开始。在此基础之上，每顿摄取的碳水化合物的量（米饭或者面粉）减少一半。除此之外，还要尽可能地不摄取精制的碳水化合物（大部分都是零食和饮料）。

此外，原始人减肥方法也特别强调一点，即运动的重要性。事实上，在提到原始人的运动时，我们的头脑中并不会出现什么特别的内容，因为在远古时代原始人并不需要额外进行运动。对于原始人而言，狩猎并避开那些野兽的攻击，这种生活方式本身就是一种运动。原始人在狩猎的时候为了能够保住性命，自然而然地就会活动全身。与此相反，在现在的日常生活中，大部分人都不会进行那种高强度的气喘吁吁的运动。高强度的运动有助于维持肌肉，所以进行原始人减肥方法的时候，在进行散步等有氧运动的同时，还可以穿插快速奔跑等高强度的无氧运动。如果在进行运动强度比较低的有氧运动的同时，再进行提高运动强度的无氧运动的话，那么原始人减肥方法就会产生意想不到的效果。如果之前只是慢慢地散步的话，那么可以在走路的同时穿插跳跃的过程。慢慢散步属于有氧运动，而快速奔跑则属于无氧运动。这种运动方法在进行有氧运动分解体内的脂肪，通过无氧运动保存肌肉量的同时，还可以增加运动后的身体的代谢量。而且，这种运动方法也是一种在减少运动时间的同时，还能够提高运动效果的运动方法。但是，在这里需要说明的一点是，这种运动方法的运动强度较高，所以对于一些平时不爱运动的人而言，如果立刻实行可能会有一定的难度。那么，不妨先让我们从散步开始，然后再按照自身的体力和身体状况提高跑步速度、增加运动强度。

④只要喝就可以减肥！冰沙减肥方法

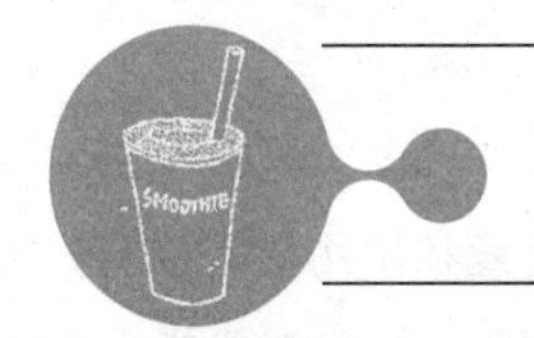

一天中的一顿饭用冰沙代替！
其余的两顿饭正常吃！

“思慕雪”（smoothie）是利用新鲜的水果，加上冰块或冰镇的酸奶搅拌在一起制作而成的饮料。思慕雪看起来和快餐店所售的奶昔十分相似，只是它里面没有加入冰激凌而已。正因为如此，这款美味的饮料一经推出很快便受到了热衷于健康饮食的人们的青睐。思慕雪的历史可以追溯到1973年，当时身为军队护士的史蒂夫·库诺（Steve Kuhnau）正因为过敏现象而苦不堪言，他不知道选择哪些食物才是安全的。就在这个时候，他决定制作一款对改善自己的过敏症状有帮助的食物，而且最好是热量低且非常有营养的食物。经过数年的研究，他研制出了一款饮料，这款饮料主要以水果为基础原料，再在其中加入功能性营养素（维生素、矿物质、蛋白质），可以当作饮料饮用也可以当作一顿饭食用，这就是思慕雪。

思慕雪减肥方法是在一天的三顿饭中，有一顿饭用思慕雪代替，而其余的两顿饭则正常吃。虽然这是韩国国内著名的思慕雪公司推出的减肥方案，但是这并不意味着减肥一定要喝思慕雪才行。按照不同的季节和个人的喜好，用1～2个水果加上牛奶或者脱脂牛奶搅拌在一起制作思慕雪也是可以的。需要提醒大家一点，在制作思慕雪的过程中绝对不能加入白砂糖、蜂蜜等，因为一旦我们习惯了甜甜的口感就会去寻找新的甜味。还有一点就是，其余的两顿饭不能摄取过多的碳水化合物或者热量。

那么，思慕雪减肥方法到底有着怎样的效果呢？第一个效果，会减少人体一天当中摄取的热量。不添加任何砂糖等物质，仅把用水果和牛奶制作而成的思慕雪当作一顿饭来食用时，可以将热量控制在300kcal以内。而一顿饭的平均热量在700～800kcal之间，与此相比，当将思慕雪当作一顿饭时人体至少可以减少一半以上的热量的摄取。接下来，关键在于其余两顿饭该如何调节。

第二个效果，为减少体内脂肪提供充足的维生素和矿物质等成分。现代人生活在一个热量过剩与营养素缺乏的时代里，我们需要摄取的"五大营养素"包括碳水化合物、蛋白质、脂肪、维生素、矿物质。其中，能够释放出热量的有碳水化合物、脂肪和蛋白质，而剩下的两种营养素维生素和矿物质中不含任何热量。也就是说，现代人过多地摄取了五大营养素中能够释放热量的碳水化合物、蛋白质和脂肪，但是维生素和矿物质的摄取量却非常少，少到相当于缺乏这些营养素一样。重要的是，维生素和矿物质对燃烧脂肪的过程能够起到润滑作用，所以在减肥的过程中如果缺少了这两种营养素自然就会对减肥产生不利的影响。所以减少摄取热量的同时，还要充分地摄取维生素和矿物质这两种营养素才会有利于减肥。因为水果中含有大量的水分，所以它含有的热量少且含有丰富的维生素和矿物质。但是，从营养学的角度来看，水果往往缺乏几种蛋白质（必需氨基酸），所以吃其余的两顿饭的时候要多注意摄取这方面的蛋白质。制作思慕雪的时候加入全脂牛奶也是没有任何问题的，但是如果想在这个时候降低热量的话，则可以用脱脂牛奶代替全脂牛奶。

对断续性禁食的误解

什么是“断续性禁食”（Intermittent Fasting）？简单地说，断续性禁食是偶尔让自己空腹且对健康和减肥都有利的一种理论。

断续性禁食的背景理论来源于进化论。数百万年以来，人类一直生活在食物匮乏的环境中，所以我们的祖先是生活在一个食物贫瘠的时代。一直到产业化之前，他们在日落之后是很难再摄取食物的。到了冬季缺乏食物的时期，他们有时候会饿上几天甚至是几个月的时间。但是只经历了不到半个世纪的时间，我们就进入了食物摄取过剩的时代。现在不用说几天吃不上食物，我们吃不上食物的时间连几个小时都不会超过。每隔4～5个小时我们就会进一次食，并且还会借零食的名义时不时地吃各种食物。数百万年以来，因为食物的缺乏经历了断食的遗传因子，根本无法在短期内适应源源不断地摄取食物的环境。所以，我们应该按照我们的遗传因子能够适应的方式，阶段性地进行断食或者接近断食的程度摄取食物比较好。这就是“断续性禁食”的理论背景。

从过去到现在，这其中最大的差别在于饥饿之后食物变得过剩的状况。在过去，饥饿之后由于食物不充足，所以即使人们想吃东西也没有东西可以吃。然而，到了现在，我们所处的环境中到处都是各种食物，所以只要想吃就随时都可以吃。重点并不是要不要饿肚子的问题，而是我们该如何面对这种到处都充满了食物的环境。断续性禁食并不是一种能够消除人体内所有脂肪的魔法，它只是一些想要让自己保持健康并维持正常体重而努力的人选择的生活方式而已。最好的减肥方法是适当地进食，同时也要适当地进行运动，这一点是永远都不会改变的事实。

只需要饿一两天，剩下的日子可以随心所欲地吃？

提倡断续性禁食的人通过断食的方式减少了胃的容积，所以即使他们吃很少的食物也会有饱腹感，而且他们对那些充满了砂糖和脂肪的垃圾食品没有多少欲望。也就是说，他们只要适当地吃一些对身体有益的食物就会有饱腹感。但是，这样的减肥效果并不是通过在一周的时间里饿那么一两次，然后剩下的日子便可以随心所欲地吃就能够完成的。

少食多餐比较好，还是偶尔饿肚子比较好？

如果感到饥饿之后再摄取食物的话，我们的身体就会对饥饿的危机状态产生反应，然后出现想要囤积更多能量的倾向，所以习惯了暴饮暴食的人更容易发胖。目前，人们普遍认为少食多餐，即少量地分几次摄取食物是最好的方法，但是断续性禁食却是在一定的时间内停止摄取食物之后再进食的理论。面对这一问题很多人都会产生疑惑，人们之所以会产生这样的疑惑是因为人们忽略了最重要的内容。重要的并不是饿了多长时间，而是吃了多少。饿肚子之后再摄取食物的时候，很多人都会出现暴饮暴食的倾向。但是在经过了断续性禁食之后再摄取食物时，因为胃变小了所以反而吃得少了。所以，提倡断续性禁食的人总是在强调断续性禁食并不是主张暴饮暴食。

该如何进行运动？

我们的身体拥有人工智能，如果喝的水多了就会通过排尿的方式将多余的水分排出体外，到了光线很强的地方我们的瞳孔就会缩小以减少射进眼睛里的光亮。而这样的理论在减少食物摄取量方面也是相同的。如果摄取的食物的量减少了，那么我们的身体自然会减少消耗量。但是也有与这种正常的生理作用相反的情况，那就是“高强度运动”。运动量较大的运动可以提高代谢率，因此能够防止代谢量减少的现象。所以提倡断续性禁食的人总是在强调运动的必要性，即使时间很短也会推荐人们进行高强度运动。肌肉运动也能够提高代谢率，是在进行断续性禁食的过程中可以进行的典型的运动项目。

“虽然每天都在坚持做仰卧起坐，但是肚子上的赘肉一点减少的迹象都没有。”

“虽然每天都在很努力地做有氧运动，但是为什么一点减肥的效果都没有呢？”

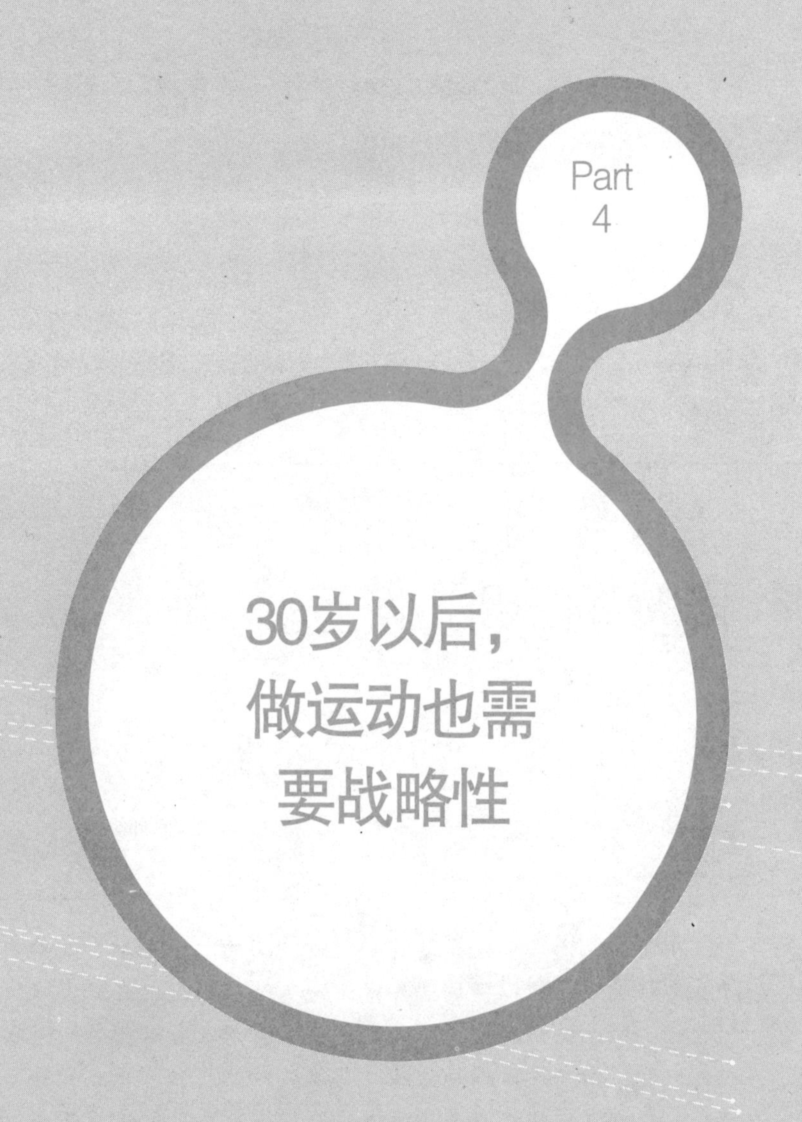

30岁以后，减肥必不可少的就是运动，然而，并不是说只要做了运动就能在短时间内减少体重，也很难通过短时间的运动塑造完美的身材。

这不仅因为身体本身已经变得不利于减肥，也因为大部分人在30岁之后没有多余的时间来进行运动了！所以，现在哪怕是进行运动也要需要有战略性。

01

30岁以后减肥，需要运动的理由

在前面的内容中也提到过，进行减肥的时候实际上饮食疗法更好调节，所以强调饮食疗法是首选。但是，在30岁以后进行减肥，运动就变成了必需的要素。如果大家想要知道这其中的理由，那么不妨先从“身体成分的基础理论”开始学起。我们常说的体重是指身体所有的组成成分，吃完饭之后我们的体重就会增加1～2kg，但是去一趟卫生间之后我们的体重就会减少100g～1kg。做了运动之后我们的身体会出汗，于是我们的体重就会减少，但是喝过水之后我们的体重又会增加。所以，体重是指包括肌肉、骨骼、器官、脂肪、器官内的食物、排泄物在内的所有的重量。然而，我们真正需要减少的并不是体重，而是我们体内的脂肪。对于想要寻找真正的健康并且想要留住美丽的人而言，在30岁之后真正适合自己的减肥方法并不是减少体重，而是改善身体成分的不均衡性。

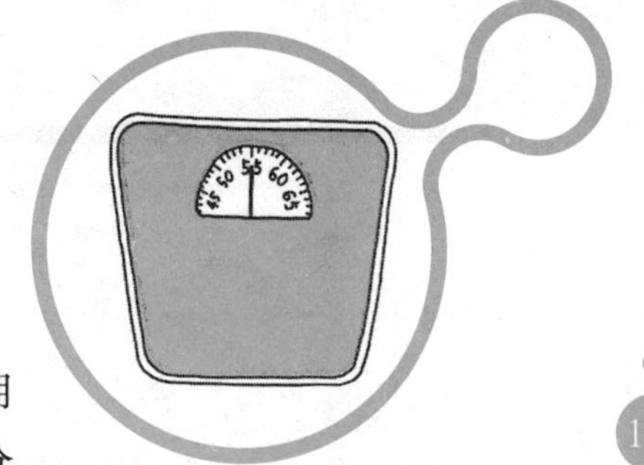

问题的关键并不是体重

如果不是专业运动员，很少会有人为了拥有过多的肌肉而维持体重。也就是说，大部分体重很重的人的肥胖十有八九不是由肌肉导致的，而是由过多的脂肪导致的。

但是，如果只是把焦点放在减少体重的减肥方法上是存在问题的，在30岁之后决定减肥是否能够成功的关键并不是“减少体重”。如果想要成功地进行减肥，那么体重减少的部分中大部分是体内的脂肪才行。如果体重减少的部分中肌肉量更多一些，比如，减少的体重是5kg，其中肌肉占3kg，而脂肪占2kg的话，那么这样的减肥结果很难说是成功的。事实上这种减肥结果只会导致不均衡的身体构成变得更加严重。

+ 不均衡的身体组成表1表

身体组成分析

	标准以下	标准	标准以上	标准范围
体重(kg)	40 55 70 85	100 115	130 145 160 175 190 205 54.1	48.0~65.0
肌肉量(kg)	60 70 80 90	100 110	120 130 140 150 160 170 20.0	21.5 ~ 26.2
体内脂肪量(kg)	20 40 60 80	100 160	220 280 340 400 460 520 16.6	11.3 ~ 18.1

虽然体重和体内脂肪量在标准范围内，但是肌肉量却在标准以下的情况。

+ 不均衡的身体组成表2

诊断肥胖

	测定值	标准范围		评价
身体质量指数（BMI）	20.1	18.5 ~ 23.0	☑标准	□偏瘦 □超重 □肥胖
体脂肪率	30.7	18.0 ~ 28.0	□标准	□轻度肥胖 ☑肥胖
腹部脂肪率	0.83	0.75 ~ 0.85	☑标准	□临界 □腹部肥胖
基础代谢量	1180	1180 ~ 1360	☑标准	□标准以下 □标准以上

虽然体重在标准范围内（BMI是20.1，属于正常范围），但是体脂肪率却超过了正常范围（体脂肪率是30.7%，属于肥胖），属于干瘦肥胖体型。

通过上面的两个表格我们可以清清楚楚地看到，韩国30岁以上失去身体均衡感的肥胖人群，习惯通过摄取食物的方式缓解压力，而且他们非常讨厌做运动。这一人群的身体组织被破坏而失去均衡，这一现象表明体内的脂肪与肌肉量不平衡性非常严重。

通过条形图中显示的体重、肌肉量、脂肪量的对比，可以了解到身体组织不均衡的程度。“不均衡的身体组成表 1”中显示，与体重条形图的长短相比肌肉条形图比较短，但是脂肪的条形图较长的时候则表示身体组织的均衡已经被破坏了。如果各成分长短的差异越大，则表示身体组织的均衡性被破坏得越严重。

“不均衡的身体组成表 2”中显示，属于干瘦肥胖体型的人的身体组织的均衡性也被破坏得比较严重。因为体重虽然在正常范围内，但是体内脂肪量却比正常的范围多很多。韩国30岁以上的女性中有19%的人属于肥胖，与美国女性同一年龄段的人相比则不属于肥胖度高的范围。但是，韩国肥胖女性中的80%以上的人属于干瘦肥胖的体型，所以目前对于韩国30岁以上的女性而言，干瘦肥胖已经是非常严重的健康问题了。

身体组织不均衡会导致什么结果?

第一，身体会变得越来越不利于减肥。即使是相同的体重，但是如果肌肉量少的话，那么这就意味着身体的代谢量会比别人低。人的年龄越大肌肉量就减少得越多，通常情况下男性在35岁之后每年会减少150g的肌肉，而女性每年则会减少100g左右的肌肉。随着年龄的增长身体会出现荷尔蒙分泌的多种变化，以及随着这种变化导致肌肉量减少的现象最终会导致身体代谢量的减少。而代谢量的减少意味着消耗的能量会减少，所以到了这个时候身体就会变得非常不利于减肥。这恰恰印证了我们经常说的一句话“年纪大了就会胖”。

第二，身体组成的不均衡也会对美容产生不利的影响。大部分人进行减肥的原因很简单，为的就是重新找回美丽与健康。即使体重减少了，但是如果身体组织的均衡被破坏的话，那么是很难在美的方面得到满足感的。这其中的原因与肌肉和脂肪的特性有关。即使体重相同，但是肌肉的体积却比脂肪的体积小30%左右。由于脂肪的体积比肌肉更大，所以即使体重相同，但还是脂肪多的人看起来更胖一些。相反，如果身体组织的不均衡现象越轻，那么这种类型的人看起来就会越苗条。

第三，肌肉量的减少会降低运动能力，同时也会降低运动的效率。运动会给人的身体带来肌肉，而肌肉又会提高人的运动能力，它们之间存在一种相辅相成的循环结构。但是如果肌肉量减少了，那么这样的循环结构就会被破坏。肌肉量的减少会降低运动的能力和效率，而这样的现象又会带来肌肉量减少，最后形成一种恶性循环。

对于要同时应对健康、美丽和身体未来健康的30岁以上的人群而言，不应该只重视减少体重，而是要在最大限度地保存肌肉的同时，

还要有选择性地只减少体内脂肪，只有这样才能改善身体组织的不均衡现象。而在这个环节中，非常重要且必要的就是运动，因为如果只通过饮食疗法减少体重的话，那么必然会导致身体内肌肉的减少。一味地减少体重的那种旧时代的减肥方法早就已经过时了，从现在开始如果在进行改善身体组织不均衡现象的同时还要减肥，那么就需要坚持做运动。

02

寻找适合30岁以后进行的运动

那么，适合30岁以上人群的减肥运动都有哪些呢？是双手握着哑铃用力挥动双臂的竞走？是让人觉得腰都快要折断的仰卧起坐？抑或是使第二天走路像企鹅一样的举重训练？自己是否真的适合那些被人们奉为最好的减肥运动呢？

要正确地了解适合30岁以上人群的运动方式

适合30岁以上的人进行的减肥运动大致可以分为三种，即核心训练（core exercises）、有氧运动和肌肉运动。那么，接下来就让我们一同了解一下这样的运动有助于减肥的原因吧。

人体中的肌肉可以分为两大类，一类是我们凭肉眼能够看到的外在肌肉，另一类是虽然我们用肉眼看不到但却在体内起到保持重心作用的内在肌肉。我们平常所做的运动大部分都在锻炼我们凭借肉眼能够看到的外在肌肉，但是如果在内在肌肉不太结实的情况下一味地锻炼外在肌肉的话，那么极有可能出现一不小心就会受伤或者使疼痛恶化的症状。所以我们不仅要锻炼出美丽的外形，而且更要重视成为我们行动基础的内在肌肉。所以，在30岁之后首先要进行的运动是需要坚定毅力和集中注意力的运动——核心运动。在长时间不运动然后突然开始运动的人群中，30岁以上的人很容易出现受伤或者运动效率不高的现象，原因就在于这一人群无视这种非常重要的核心运动。

有氧运动可以帮助饮食疗法一起清除我们体内的脂肪。散步、跳跃、骑自行车、游泳等都属于有氧运动，而且它们是所有运动中运动量最大的运动，所以配合饮食疗法能够起到减少体内脂肪的作用。

很多时候，人们一听到肌肉运动就会想到锻炼肌肉的运动，事实上，肌肉运动才是30岁之后减肥的核心内容。因为肌肉运动可以增强从30岁开始逐渐减少的肌肉，起到改善身体组织不均衡的作用。肌肉运动的另一个重要作用是可以增加运动后的代谢率。这一过程被称为“氧气扇子”或者“运动后过量氧消耗”（Excess Postexercise Oxygen Consumption），即运动后补充运动中缺少的氧气以增加代谢量。

+ 有氧运动和肌肉运动的效果

	肌肉运动	有氧运动
力气	增加	没有变化
肌肉耐力	增加	增加
肌肉的大小	增加	没有变化
心肺耐力	没有变化	增加
线粒体数	没有变化	增加
胰岛素活性度	没有变化	增加
体脂肪率	减少	减少
肌肉量	增加	没有变化

通过肌肉运动和有氧运动能够达到增加肌肉耐力、减少体脂肪率等共同的效果，但是更多的是每个不同的项目有着不同的独特的效果。

其效果根据运动进行的强度多少，以及根据运动进行的时间长短会有所不同，最大限度的是通过48小时可以增加10%的基础代谢量。普通女性的基础代谢量是1200～1500kcal，而男性则是1500～1800kcal。如果进行肌肉运动的话，女性消耗的热量会多出120～150kcal，而男性则会多出150～180kcal的热量。有氧运动主要是在运动的过程中消耗能量，但是肌肉运动在运动之后还会出现消耗能量的效果，所以通过肌肉运动能够使人的体质变成易于减少体重的体质。

既然大家已经知道了各种不同运动的效果，那么只要进行适合自己的运动就可以了吗？当然不是，在进行适合自己的运动之前我们还需要思考一些问题，那就是运动也会产生压力。

通过瑜伽和普拉提(Pilates)无法减少体内脂肪

从科学的角度分析，事实上瑜伽或者普拉提这种类型的运动由于人体的活动比较少，属于安静的运动类型，所以消耗的热量就会比较少，在减少体内脂肪方面并没有明显的效果。所以，在医院进行诊疗或者通过网络为人们解答疑问时，我不会将瑜伽当作减少体内脂肪的最佳的运动向人们推荐。但是，奇怪的是仍然有很多人说自己通过瑜伽成功减掉了体重和体内的脂肪。

从理论上看，减少体内脂肪最理想的运动是有氧运动和肌肉运动，但是实际上在去健身房进行这两种运动的人当中成功减肥的人却很少。这究竟是为什么呢？其中最重要的原因就是这两种运动会成为产生压力的因素。

寻找能让自己快乐的运动

无论是什么动作，只要是自己喜欢的那么对于自己而言那就是一种运动，如果抱着一种无可奈何的态度进行的话那就是劳动。举着沉重的哑铃浑身冒汗的奔跑行为虽然不太可能每时每刻都快乐，但是随着时间的推移渐渐地对这一行为产生兴趣才是运动。虽然进行运动的时间很长，但是如果感觉不到快乐的话，它就不再是一种运动而是一种劳动。问题是这种接近于劳动的运动最终会转变成压力。

运动可以增加食欲，同样的也可以减少食欲。有时候高强度的运动会减少食欲，运动中产生的体温升高的现象据说有一定的减少食欲的效果。由于游泳是在水里进行的运动，所以游泳几乎不会出现体温升高的现象，正因为如此也有人说运动反而具有增加食欲的效果。虽然现在有关于运动和食欲的无数假设，但是这并不是简简单单就能够得出结论的。因为不同的人会产生不同的反应。

需要我们注意的是，从运动产生压力的瞬间开始，运动很有可能成为刺激食欲的催化剂。前面的内容中也提到过，当我们承受压力的时候我们的身体会分泌一种促进食欲的荷尔蒙，而不想做却不得不做的运动本身就是一种压力，这种压力会刺激我们的身体分泌促进食欲的荷尔蒙。最终会使身体产生生理学方面的变化，导致我们颠覆想要少摄取食物的意志。这样的运动是否真的能起到减肥的效果呢？

本书的后半部分将要讲解关于既能保持身体健康又能使减肥非常有效的运动，但是如果这种运动会变成自身很难承受的压力的话，那么关于这些运动的内容或许就会变得不再那么重要了。理论上对健康和减肥有帮助且非常有效的运动已经被指定了，但是每个不同的人最适合自己的最有效的运动并没有被指定。

不要寻找最能见效的运动，而是要寻找“能让自己产生乐趣，并且使自己能够享受的运动”的理由就在于此。不能选择那些飘着阵阵肉香味的恶劣的减肥饮食疗法，而是选择现实中自己可以接受的同时还可以坚持下去的饮食疗法的理由也在于此。当运动成为压力的瞬间，减肥本身就会变成自身无法承受的压力，那么所有的一切都会让你变得越来越胖。

请记住，这种在对自身毫无了解的情况之下一味地想要减肥的行为，是一种无论自己多努力但是最终却会让自己变得越来越胖的愚蠢的行为。我们应该关爱自己的身体，以对自身的了解作为基础更多地关注自己，然后再选择适合自己的、可以非常愉快地进行的减肥方法。而这样的选择方法比盲目按照那些因减肥效果见效快而被人们熟知的减肥方法更重要。

对于胖乎乎的人而言，运动是一种压力

除了那些大家都公认的压力要素，比如，工作、恋爱、育儿、经济状况等因素之外，让我们一同来关注一下一直以来被我们所忽视的，我们从来没想过会成为压力的内容吧。你有没有因为要减肥的强迫性的观念和负担感产生过压力呢？为了消除这种压力而不停地吃东西，最后却因为不停地吃东西反而让自己的肚子上多了更多的脂肪，而这样的现象是否再次成为你的压力了呢？

我以3万名女性作为研究对象，在进行了13年的研究观察之后发布了自己的研究结果。在每天进行60分钟以上的运动之后觉得“稍微吃力”的人群中，体重属于正常范围内的女性减少了体重，但是身上脂肪较多的女性却未能减少脂肪。也就是说，在进行相同的运动的情况下，较胖的女性的运动效果较低。

以中年女性作为研究对象的另一个研究表明，正常体重的人群在提高运动强度的过程中会对运动持续产生一定的兴趣，并且浑身充满活力。与此相反，如果是体重超重的人，那么他们的运动强度稍微提高一点他们就会失去对运动的兴趣和乐趣，会变得更加不愿意进行运动。也就是说，对于肥胖的人而言，运动本身产生了压力的作用。

肥胖并不是那种单纯依靠自身的意志力，少摄取食物且坚持做运动就能解决的问题。肥胖有可能是像沼泽一样很难走出的困境，又或者是由无数的环连在一起形成的恶性循环。因为压力而形成的肥胖会再次成为压力，而这种压力会使肥胖的状况恶化。如果因为压力而产生食欲进而导致自己变胖的话，那么这种变胖的身体会变成一种压力让自身对运动失去兴趣和关注。看见身上这些凸出来的脂肪本身就是

一种压力，会让自己变得更想吃东西，然后就会形成无限循环的恶性循环。运动也是如此，如果运动本身是一种压力的话，那么身体中就会产生妨碍运动效果的应激激素，这样一来减肥失败的可能性就会越来越高，这一点要谨记。

03

如果你是第一次开始做运动，先测试一下看不到的肌肉吧！

虽然已经过了30岁，但是如果你是第一次开始运动的话，那么请你务必在开始运动之前确认一些事情。那就是我们的肉眼看不到，但却能保持我们身体平衡的内在肌肉。如果在核心肌肉还未能完全发挥功能的状态下就开始做运动，就如同在没有枪的情况下上战场。

核心肌肉的作用

典型的核心肌肉包括位于腹部内侧的腹外斜肌、腹内斜肌、腹横肌和位于脊椎部位的多裂肌等。核心肌肉的重要性从很久以前开始就一直不被人们重视，只是到了近些年才被大众所重视。

有关核心肌肉的研究结果表明，进行举起双臂或者走路等动作的时候，我们肉眼能看到的肌肉开始活动之前，核心肌肉便以细微的差异先进行了收缩反应。虽然核心肌肉是以细微的差异先开始进行反应，但是这种细微的差异是为了进行某个动作之前，提前让身体掌握好重心以提高动作的效率性和安全性。而这样的作用就如同人们所熟知的固定型紧身胸衣的作用一样，所以其也被称为“紧身胸衣效果”。

还有一点需要我们关注，那就是患有慢性痛症的人群中核心肌肉出现问题的人占据着相当大的比率。比如，多裂肌是在稳定腰部以下部位的过程中起着非常重要作用的核心肌肉，但是患有急性或者慢性腰痛的人中很多人都有多裂肌萎缩的症状。这是因为多裂肌的萎缩破坏了腰部的均衡才会产生痛症。所以，如果在核心肌肉有什么问题的状态下进行运动，那么身体负伤的可能性会极高。

在核心肌肉很弱的状态下如果一味地强化外在肌肉，就如同把身体变成了滋生痛症的温床。这与那些外表华丽但是基础非常脆弱的豆腐渣建筑没有什么两样。美丽固然重要，但是更重要的是健康。如果想要通过运动找回健康，那么我们就需要多多关注核心肌肉。

那么，我们的核心肌肉到底有多结实、多稳定呢？通过以下核心肌肉检测动作来测试一下吧。如果以下三个动作中每个动作你都能毫无压力地坚持1分钟，那么你就是已经作好准备塑造华丽外形的人。如果不能，那么就需要从核心肌肉开始练习。

+ 测定核心肌肉 & 强化动作

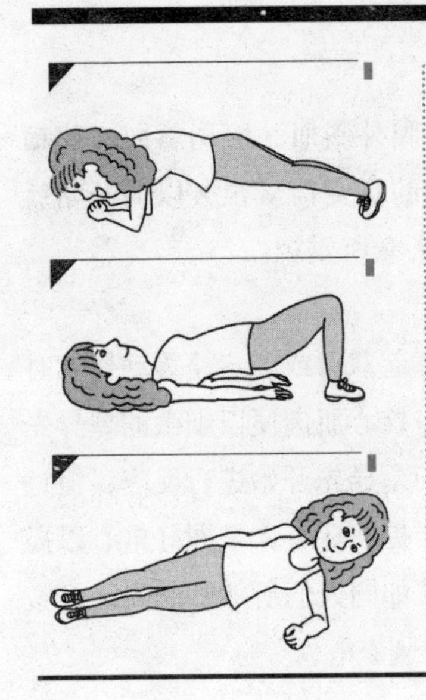

这三个测试核心肌肉的动作，你是否能够坚持1分钟？如果其中的任何一个动作都无法维持1分钟，那你就不能正式开始进行有氧运动和肌肉运动。如果你没有办法腾出时间进行锻炼，不妨先在家里坚持练习这三个动作。因为重复练习这三个动作本身就有强化核心肌肉的效果。

04

短时间内快速燃烧脂肪的有氧运动战略

当有人问什么是有氧运动的时候，很多人只会盲目地回答散步、跳跃、骑自行车等。也有一些人会说如果呼吸的同时进行运动的话就是有氧运动，如果憋住呼吸进行运动的话就是无氧运动等多少让人觉得荒唐的答案。但是严格来说，这样的答案全部都是错误的答案，一味地跳跃或者散步是无法真正达到有氧运动的效果的。

心脏跳得很快并且浑身冒汗才是有氧运动

在汉江河边慢跑30分钟属于有氧运动，但是全力奔跑100m等高强度却在短时间内结束的运动是无氧运动。骑自行车也是如此，如果骑自行车上下班的时间在30~40分钟时则等于进行了有氧运动，但是如果用最大的运动强度骑自行车而时间却没有坚持1分钟的话则为无氧运动。所以就算是相同的运动，根据不同的运动强度还是可以分为有氧运动和无氧运动。

有氧运动定义中最简单的解释就是，“在运动身体的同时持续数十分钟的时间”。20分钟的竞走、1小时的游泳、30分钟的自行车运动等，全部都属于“在运动身体的同时持续数十分钟的时间”的范畴。

有氧运动的核心原则是心脏要跳得很快，同时还要全身冒汗。在听到这句话时有些人会非常惊讶地问：“难道还有什么运动是不会让心脏跳动的吗？如果心脏不跳动了那不就是死人了吗？”这里所提到的心脏要快速跳动且全身冒汗指的是运动的“强度”。也就是说，心脏跳动的速度要比正常的速度快，在出汗的同时持续那种身体能感受到的“疲劳感”，这才能说进行了真正的有氧运动。进行得非常缓慢的运动虽然有消耗能量的效果，但是完全达不到有氧运动那种最好的效果。

有氧运动可以达到的真正效果

第一，我们可以通过有氧运动锻炼出优质的肌肉。就如同牛肉也分等级一样，人的肌肉也有肉眼看不到的等级之分。并不是所有的肌肉都是一样的，也就是说，我们的身体中存在着不同质量的肌肉。我们体内的肌肉会把碳水化合物和脂肪当作能量源进行运动，质量好的肌肉是指使用碳水化合物、脂肪的效率很高的肌肉。

位于肌肉细胞中的线粒体可以通过燃烧碳水化合物和脂肪产生能量，有着“肌肉能量工厂”的作用。即使是相同数量的肌肉，根据线粒体的不同活性度，肌肉的质量也会有所不同。此时提高线粒体的活性度和数量的运动就是有氧运动。如果线粒体的活性度或者是数量增加的话，那么也就意味着燃烧脂肪和碳水化合物的“工厂”数量的增加。也就是说，即使肌肉量相同，如果肌肉的质量更好一些的话，那么能够消耗的能量也会更多。

第二，进行有氧运动能够降低血压。事实上没有人会给患有高血压的人只推荐肌肉运动，因为如果只单独进行肌肉运动的话，反而有可能会使血压升得更高，所以一般情况下人们都会将有氧运动当作基础运动项目。

第三，有氧运动有助于改善胰岛素的机能。如果想要把碳水化合物当作肌肉的能量源使用的话，那么首先需要打开肌肉入口处的“门”进去才行。此时，如果想要打开这扇门的话就会需要一把钥匙，而这把钥匙就是“胰岛素”。胰岛素是胰脏分泌的一种激素，它可以把血液中的碳水化合物送入肌肉细胞中。无论有多少碳水化合物和“门”，如果没有这把钥匙的话也是没有任何意义的。而有氧运动却能够提高这种起着钥匙作用的胰岛素的机能，所以无论是为了减肥还是为了维护健康，有氧运动都是你不二的选择。

使有氧运动效果最大化的三个原则

① 运动时间至少要在20分钟以上

提高有氧运动效率的第一个条件就是“时间”。目前的研究结果表明，如果想要提高心肺机能、增加肌肉细胞内线粒体的数量和活性度的话，至少要连续地进行20～60分钟的有氧运动。根据美国运动医学会(American College Of Sports Medicine)的介绍，刚开始运动的时候要维持20分钟的运动时间，等到体力增加之后再渐渐地增加运动时间。而且，每周增加运动量的1%是最适宜的。这里所说的需要维持20分钟以上的运动时间，不仅仅是因为只有这样才能燃烧脂肪。其实不用20分钟的运动也能燃烧脂肪，之所以需要维持20分钟的时间，是因为通过有氧运动能够获得全面的健康。

② 循序渐进地做运动，并且要经常性地坚持做运动

进行完有氧运动之后产生的各种有利于健康的现象会维持72小时左右。也就是说，72小时之后这种通过运动产生的益处就会消失，所以为了能够获得持续的效果至少要以3天作为间隔时间进行有氧运动。

我经常会遇到平时一点运动都不做，而到了周末会连续做好几个小时运动的人。其实，这样的运动方式与平时坚持做运动的方法相比，其效果远远不如后者。特别是将运动攒到一起一周只做一次的时候，过量的运动会增加活性氧的排出，也会加速身体的老化，而且更会增加患骨骼肌系统疾病的危险性，甚至还有可能增加潜在的心血管疾病的危险性。所以，运动不应该积攒到一块儿一次性做完，而是应该分为很多部分循序渐进地进行，并且坚持不懈地进行才是守护健康的明智之举。

③ 寻找适合自己的运动强度

当运动强度很低时，有氧运动很难达到前面的内容中给大家解释的有氧运动所能达到的最大效果，但是高强度的运动又很难维持数十分钟的时间，而且可能受伤的概率还很高。那么，效果最佳的有氧运动的强度到底该如何设定呢？

设定有氧运动强度的方法大致可以分为两种，一种是“最高心率法”，还有一种是“自感劳累分级法”(Rating Of Perceived Exertion)。为了通过最高心率法设定有氧运动的强度，首先要测定“稳定心率”和“最大心率”。稳定心率是指在什么都不做的情况下，1分钟内心脏跳动的次数。最大心率是指全力运动之后，1分钟内心脏跳动的次数。稳定心率可通过手腕、颈部和腹股沟部位可以感知到脉搏的位置直接进行测定。那么，现在就把手放到能够感知到脉搏的地方测定一下1分钟内自己的稳定心率吧。

如果想要正确地测定最大心率，那么就需要尽全力进行运动，但是实际上那并不是一件容易的事情。所以，我们通过普遍使用的公式进行计算就可以了。比如，在30岁之后最大心率是190次，而在35岁之后就会变成185次。

+ 最大心率计算公式

最大心率 = 220 − 年龄

如果已经知道稳定心率和最大心率，那么就让我们以此为基础计算出有氧运动的过程中需要维持的心率吧。

+ 有氧运动中需要维持的心率范围计算公式

最少心率数 = 0.5×（最大心率−稳定心率）+稳定心率

最大心率数 = 0.8×（最大心率−稳定心率）+稳定心率

如果在35岁之后稳定心率是70次，那么最大心率就是185次（220−35=185）。在进行有氧运动的过程中需要维持的心率是以最高心率数为基准的，以50%～80%为范围至少要127次〔0.5×（185−70）+70≈127次〕，最大162次〔0.8×（185−70）+70=162次〕。也就是说，将心率维持在127～162次之间，然后进行有氧运动是最有效率的有氧运动强度。

如果一个人进行散步运动时的心率是100次的话，那么这样的运动是无法达到有氧运动的最佳效果的，运动的强度稍微弱了一点，如果这

个人走的速度再快一点或者慢跑的话则效果更佳。如果慢跑的时候心率数是170次的话，那么这个运动强度很大，还是稍微减缓速度比较好。

“最大心率法”是能比较准确地设定运动强度的方法，但是这种方法在现实中会受到制约。通过最大心率法可以设定心率范围进行运动，这对于普通人而言也并不是一件简单的事情。

相比之下，“自感劳累分级法”则简单很多，是一种即使不是专家也可以很轻松地进行测定的方法。这一方法是在进行运动的时候，凭主观判断运动中到底有多累，然后再设定运动强度。维持着“有点累”“有点出汗”“与旁边的人说话有点困难”（13~14分）到“很累”（15~16分）程度的感受进行运动，如果以最大心率为基准的话，那么运动强度相当于是在50%~80%之间。

+最大心率数（HRR）和自感劳累分级法之间的关系

最大心率数%	自感劳累分级法表现方式	分数
40%	不累	12分
50%	稍微有点累 稍微有点出汗	13分
60%	与旁边的人说话有点困难	14分
70%	呼吸变得有点困难	15分
80%	很累	16分
85%	非常累	17分

按照上面表格中显示的那样，根据运动的能力在13~16分之间也就是稍微累、稍微有点出汗、有点累程度的运动强度进行运动就可以了。

最大心率数和自感劳累分级法之间的关系，是已经经过科学证明的理论。当然，并不是一定要通过测定稳定心率、最大心率然后再计算出运动中的最佳心率数。只要按照自己的感觉努力地进行运动，就是能够把有氧运动的效果最大化的最科学的运动方法。

当然，走路30分钟进行购物，又或者是和自己的男朋友一同在公园里散步同样都是有氧运动。然而，并不是说这种低强度的有氧运动就是毫无意义的，而且很多专家都会向人们推荐运动强度并不是很大的运动。比如，建议人们坐地铁上班的时候提前一站下车然后步行去上班，或者不乘电梯改爬楼梯等。此外，专家还会强调在日常生活中增加一点多运动的努力，这种努力对于减肥和健康而言都是非常重要的。但是，如果是30岁以上的人有意识地腾出时间进行运动的话，那么就应该做能够最大限度地发挥有氧运动优点的运动，也就是维持着“累→出汗了→呼吸有点困难”的感受继续运动。在现实生活中，其实我们很难区分到底是在看电视还是在运动的运动方式，到底是在看新闻还是在骑自行车的运动方式，这种运动可以放到平时去进行。如果是有意识地腾出时间进行运动的话，那么就把有氧运动做到最好的状态吧。

05

塑造结实身材的肌肉运动战略

正如前面内容中所提到的那样，之所以进行肌肉运动其目的就是为了防止肌肉出现损失。但是有时也有人会忘记进行肌肉运动的目的，而导致这种现象出现的原因是在进行特定部位的肌肉运动时，有的人认为这样能减少这一部位的脂肪，然而这样的想法是非常荒唐的。现在在健身房中依然能看到很多女性在努力地只进行腰部运动和小臂运动，而她们这样做的原因正是来自这种误区。

什么是最适合减肥的肌肉运动?

进行肌肉运动是为了强化运动部位的肌肉，同时能够防止减肥时肌肉减少的现象的出现，从而改善身体组织不均衡的现象，并非是为了减少某一特定部位的脂肪而进行的运动。现在电视中依然会播放很多所谓的能够减少小臂脂肪的小臂肌肉运动，以及能够减少腰部脂肪的腰部肌肉运动，所以我们仍然会在健身房中看到很多女性都在进行这种运动。但是肌肉运动的目的是减少肌肉损失，并且结束运动之后继续增加代谢量，所以到目前为止人们所做的这些运动可以说是对减肥毫无用处的。

设定符合目的的肌肉运动

进行肌肉运动的时候设定不同的重量以后，大体上可以分为肌肉力量和力气、肌肥大、肌肉耐力等三种不同的情况。肌肉力量和力气正如其字面所表达的那样，是“力气”变大的意思，“肌肥大”是肌肉变大的意思，而“肌肉耐力”则是指可以持续运动的能力增加的意思。适合女性进行的肌肉运动，大部分都是培养肌肉耐力的运动。总之，根据运动的目的来确定到底是“力气”的增加、“大小”的增加，还是“持久力”的增加，最后设定适当的重量和重复的次数。

下面要介绍的表格想要表达的内容，是关于美国体力管理学会发表的《根据不同的运动目的，设定的肌肉运动强度也要不同》的内容。根据目的的不同，设定的重量和重复的次数也会不同，通常是以RM（Repetition Maximum）为基准设定。RM是“最大重复值”，是指“以准确的规范动作最大限度可以重复进行的次数”。1RM是只要进行一次，就会完全没有力气无法再次重复的重量。

+ 根据不同的运动目的设定肌肉运动的强度

出处：美国体力管理学会发表资料

肌肉运动目的	设定重量的百分率（%）	重复次数
增加肌肉力量	≥85	≤6
增大肌肉大小	67~85	6~12
增加肌肉耐力	≤67	≥12

如果某个人只能举起一次10kg的哑铃，那么这个10kg就是这个人的1RM。如果你能举起5kg的哑铃，并且可以重复10次进行运动直到再也无法重复进行，那么这个5kg就是10RM。很显然，非常重的哑铃很难重复进行很多次，如果想要增加重复进行的次数就必须要降低重量才行。

想要增加力量？很重的重量，重复次数少

为了增加力量而进行肌肉运动的人，在这样的情况下将重量设定为1～6RM是适当的。也就是说，重复进行1～6次之后就会完全疲劳的重量，设定这个程度的重量进行锻炼是最恰当的肌肉运动方法。比如，50kg是1RM的一个人，为了增加二头肌的力量举着5kg的哑铃重复进行了10次以上，那么这一重量对他而言简直太轻了。应该增加重量并使重复进行运动的次数控制在6次以内，将重量设定为二头肌出现完全疲劳状态的重量。所以，在这样的情况下就需要增加哑铃的重量。

想要加大肌肉的大小？适当的重量，适当的次数

如果想要加大肌肉的大小，那么以适当的重量和重复次数进行肌肉运动是最恰当的，这里所说的适当的重量是指6～12RM。如果为了加大胸肌的大小而进行仰卧举重的人，只能重复地举3次60kg的话，那么这一重量并不适合用来锻炼胸肌大小，而是更适合用来锻炼力气，所以要降低重量才行。如果50kg可以重复进行6次左右，然后处于完全没有力气再继续运动的话，那么这一重量符合你运动的目的，也就是说这一重

量非常适合用来锻炼你的胸肌大小。如果是一个拥有非常平凡身材的韩国男性，那么把重量控制在6～12RM是最适合的，也就是我们常说的适合用来塑造完美身材的适当重量。

想要增加肌肉耐力？轻一些的重量，增加重复次数

如果大家对肌肉耐力这个词有点陌生的话，那么就想得再简单一些吧。这一运动适合那些担心肌肉会变大的大部分女性，就算是男性，但是如果是第一次进行肌肉运动的话，那么前4周也要进行肌肉强化训练以防止受伤。

如果是这样的情况，那么就要选择轻一些的重量，重复进行运动的次数至少要在12RM以上的重量是最适合的。一般控制在15～20RM之间是最好的范围，即重复进行15～20次之后身体完全疲劳再也无法重复的程度，选择这样的运动强度进行运动。

使肌肉运动效果最大化的三个原则

+典型的大块肌肉

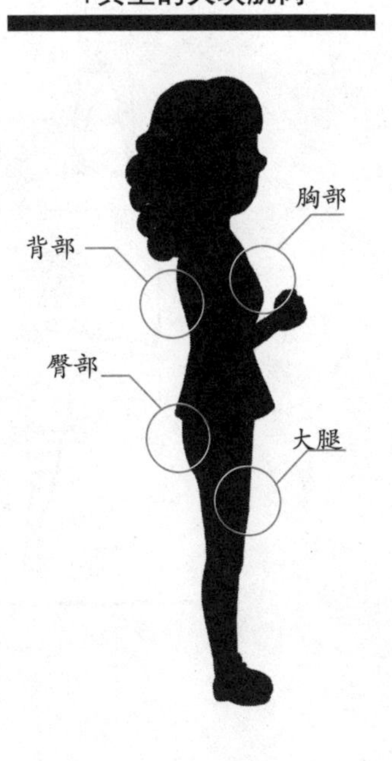

① 用大块肌肉

我们身体的任何一个部位都有肌肉。心肌、脏腑肌等无法按照自身的意志就可以进行调节的肌肉叫作“不随意肌”，而可以按照自己的意志进行调节的肌肉叫作“随意肌”。根据面部肌肉的变化面部表情也会有所变化，使用臂部的肌肉我们可以写字、敲打键盘，使用腿部、臀部的肌肉我们可以行走、跳跃。这种分布在全身的可以按照自己的意志进行调节的随意肌中，最典型的大块肌肉是位于胸部、背部、臀部和大腿上的肌肉。想要使肌肉运动的效果最大化，首先

就要进行集中训练刺激这些肌肉的肌肉运动才行。

腹部或者臂部的肌肉是相对小的肌肉，所以并不是做了仰卧起坐就会减掉肚子上的脂肪，也不是进行了让臂部的脂肪不停颤抖的运动，就可以轻松地减掉臂部的脂肪。如果身体上存在想要减掉脂肪的部位，那么就要充分调动胸部、背部、臀部和大腿上的肌肉，进行综合性的肌肉运动才行。

大块的肌肉可以产生更加强大的力量，我们所说的大力气是指可以

+ 活用大块肌肉的肌肉运动

如果是第一次开始做肌肉运动，那么就不要再浪费时间去做腰部运动、臂部运动。坚持一个月每天都做半蹲式、弓箭步、伸展和弯曲臂部、波比（Burpee）等，需要综合运用胸部、背部、臀部和大腿肌肉的运动，这种运动更有助于减肥。

在做半蹲式、弓箭步、伸展和弯曲臂部、波比运动中，每个动作都要重复进行10分钟以上。

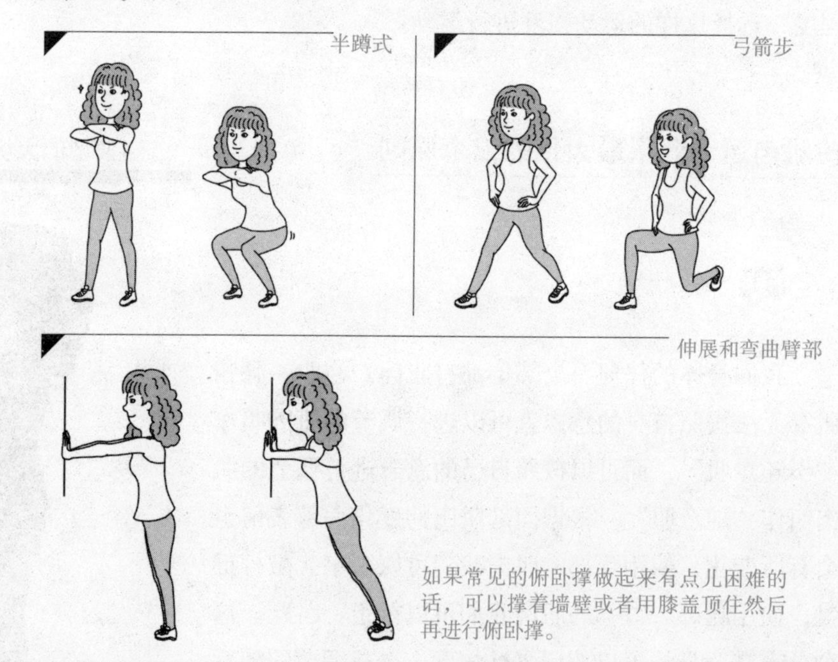

如果常见的俯卧撑做起来有点儿困难的话，可以撑着墙壁或者用膝盖顶住然后再进行俯卧撑。

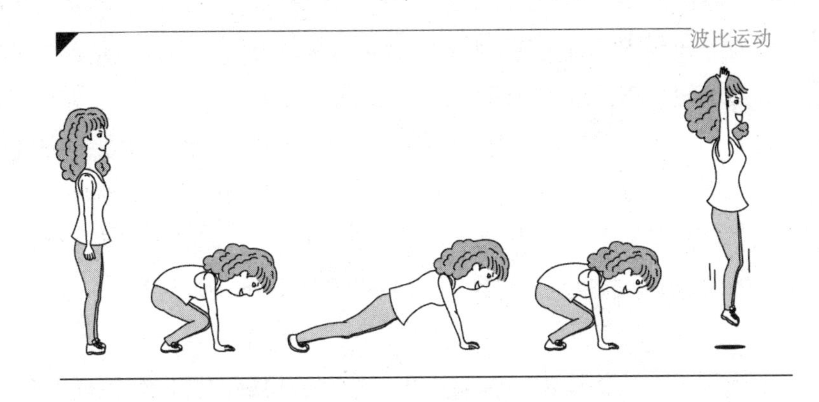

通过更重的重量进行运动，而通过更重的重量进行运动就意味着运动量也会相应地增加。简单地说，通过这样的运动可以消耗更多的热量。

此时活用大块肌肉的肌肉运动做得越多，就越能刺激性激素和生长激素的分泌，这样不仅能对进行运动的肌肉产生很好的影响，而且也能对全身的肌肉产生正面的影响。

活用大块肌肉的肌肉运动，能够提高身体运动后的代谢率。也就相当于在身体结束了运动之后，这一运动会使身体依然处于做运动的状态中。通过肌肉运动曾经受过轻伤的肌肉，会通过复原肌肉同时提高代谢率。“复原”就意味着“做事”，这也就意味着代谢率会上升。所以当更多的肌肉受到轻伤之后，结束运动之后需要进行复原的肌肉就会更多，这样一来代谢量也会随之不断增加。使用大块肌肉的时候更容易出现轻微的伤，所以能够起到提高代谢量的作用。

② 与收缩相比更加需要重视的是松弛

肌肉运动可以减少因为节食而产生的肌肉损失现象的发生，同时还可以增加运动后的代谢量，所以具有在结束了运动之后还在做运动一样的效果。增加代谢量的决定性因素是，在进行肌肉运动的过程中出现轻伤，而出现轻伤的肌肉在休息的过程中会进行修复，但是在这一过程中我们的身体依然还在运动着。所以，通过运动给身体内的肌肉造成的轻伤越多，运动的效果就会越明显。

在这一过程中还有更加能够提高运动效果的方法。那就是在运动的过程中，与缩短肌肉长短的收缩运动相比，更加需要我们重视的是使肌肉拉长、松弛的动作。因为在肌肉进行松弛的过程中会使肌肉产生更多的轻伤（严格来说，用收缩和松弛来形容是不正确的，肌肉变短的过程叫作“向心收缩”，而肌肉变长的过程则叫作“离心收缩”。但是本书为了使读者对书中的内容理解起来更加容易，所以用收缩和松弛来表达）。

举个例子，比如登山的时候，我们经常会用到的肌肉是组成大腿前半部的股四头肌。与上山的时候相比，下山的时候肌肉更容易受伤。原因在于，下山的时候大腿前半部分的肌肉出现松弛的动作更多，所以肌肉受伤的概率就会越多。这就是肌肉产生疼痛感的主要原因。

那么，在实际进行运动的过程中，我们该如何把“更重视松弛”的原则应用到运动中呢？首先，开始进行运动之前，我们要在时间上作好分配。如果进行运动的时候把时间分配为“收缩：松弛 = 1：2”，也就是说，在完整的一个动作的时间中将1/3的时间用来做收缩动作，而剩下的2/3的时间用来做松弛动作就可以了。

+ 刚开始运动的初学者以“收缩：松弛 = 1：1”的形式开始肌肉运动！

与收缩相比更重视松弛的运动方式，能够使肌肉运动的效果最大化，虽然这是这一运动方式的优点，但是这一运动方式也有增加肌肉疼痛感的缺点。虽然使肌肉运动的效果最大化对减肥非常有利，但是对于之前从来不进行运动的人而言，如果一味地追求在短时间内能够看到运动的效果，不假思索就开始跟着其他人集中练习松弛的运动，那么很有可能会因为后期产生的肌肉疼痛出现放弃运动的现象。

如果是刚开始进行运动的人，首先用来进行肌肉收缩和肌肉松弛的时间比例设定为1：1为佳。之后再慢慢地将进行松弛运动的时间增加，这样一来可以最大限度地降低运动带来的肌肉疼痛感，还可以提高运动的效果，这才是明智之举。

举个例子，在进行主要刺激胸部肌肉的仰卧推举运动的时候，相当于胸部肌肉收缩过程的动作是抬起杠铃的过程，而相当于松弛过程的动作是杠铃渐渐地离胸口越来越近的过程。如果进行一次仰卧推举动作需要10秒的时间，那么进行抬起杠铃的动作所用的时间大概为3秒左右，而渐渐放下杠铃的动作可以维持6～7秒钟的时间。

接下来给大家介绍一下女性朋友做得最多的动作，单臂扩展运动。这项运动是锻炼位于前臂后方的肱三头肌（晃动胳膊的时候最常用到的小臂部分），当我们伸展胳膊肘的时候相当于收缩的过程，而弯曲胳膊肘的过程就相当于松弛的过程。所以在分配进行这项运动的时间时，可以把其中1/3的时间用来做伸展胳膊肘的动作，而剩下的2/3的时间可以用来做弯曲胳膊肘的动作。

+ 单臂扩展运动

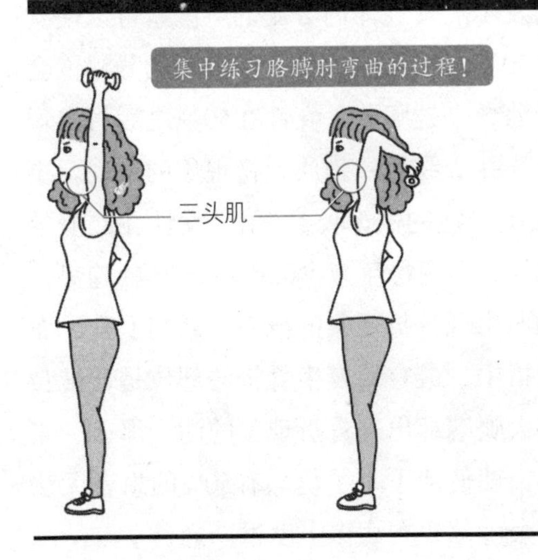

伸展胳膊肘 ： 弯曲胳膊肘＝1 ： 2

伸展胳膊肘时 ＝ 三头肌收缩
弯曲胳膊肘时 ＝ 三头肌松弛

③ 寻找适合自己的下身运动

在所有的肌肉运动中，下身运动被评价为最重要的运动，因为下身有我们身体中最大的臀部和大腿的肌肉，所以下身运动非常符合我们在前面内容中提到的“重点进行大块肌肉的肌肉运动”的基本原则。事实

上半蹲式运动是所有肌肉运动中效果最好的三大运动之一。

有的男性因为过于重视自己上半身的肌肉，所以只集中锻炼上身肌肉，但是进行这种肌肉运动很有可能会因为肌肉的不协调而最终导致很多问题的出现。如果上身肌肉已经很发达了，那么接下来就要锻炼连接下身肌肉的腰部肌肉，这一部分的肌肉也需要均衡发达才行。脊椎并不是由一根骨头形成的柱子，而是由很多骨头和连接这些骨头的圆盘组成。所以根据肌肉发达的状态其形状也会发生变化。肌肉发达得不均衡，很有可能导致脊椎的扭曲和骨盆的变形，从而影响到连接着骨盆的膝盖和脚腕引起痛症。所以上半身、下半身肌肉的协调不仅是为了给人一种美感，而且也是为了预防骨骼肌系统的各种疾病。

接下来看一下女性的情况，如果女性进行下半身肌肉运动的话，可以非常有效地预防骨质疏松症的发生。女性体内分泌的雌激素可以使女性的骨骼更加强壮，但是女性在30岁之后体内这种女性激素的分泌量会逐渐减少，这也会导致女性的骨骼越来越脆弱。女性在50岁之后将出现闭经的现象，这样的现象就会加快并最终导致骨质疏松现象的出现。事实上与男性相比，女性患上骨质疏松症的概率要高6倍。女性在25岁的时候骨密度是最高的，35岁之后开始出现每年减少0.3%~0.5%的趋势，75岁之后受到骨质疏松症的影响而出现骨折现象的概率将急剧上升，而在这种因为骨质疏松症发生的骨折中，最容易发生骨折的部位是脊椎骨和大腿部分的骨骼。其中，如果大腿端部出现骨折现象的话，那么一年之内出现死亡的概率大概是20%，即使活下来了仍然有50%的患者无法自行移动，这也就意味着剩下的余生都要在病榻上度过。通过下身运动可以预防对女性危险性特别大的骨质疏松症，以及因为这种症状而出现的各种骨折现象。

虽然下身运动对于男女来说都非常重要，但是并不是所有的人都要进行这项运动。也就是说，这项运动即使对90%的人都有益，但是对于剩下的10%的人而言则是无益的，而且很有可能你就属于那10%。下身运动中的半蹲式运动是最受人们欢迎的一项运动，如果男性进行这项运动的话，则有助于均衡上半身和下半身的肌肉；如果女性进行这项运动的话，则有助于预防骨质疏松症和因此而出现的各种疾病。但是，对于某些少数人来说，这项运动有可能会引发膝盖的关节炎，也有可能使退化性关节炎加重，所以对于这些人而言这项运动是需要他们避开的运动项目。而且对于下半身肥胖的女性而言，与下身运动相比她们更需要进行上半身运动，以此达到上半身和下半身均衡。如果因为受到必须进行下半身运动的错误的固有观念的影响，强行进行下半身运动的话，则很有可能导致她们对运动失去所有的兴趣。

虽然做运动对身体的益处非常多，但是并没有哪项运动是我们必须要做的。虽然我们曾经对前面内容中推荐的减肥方法进行过鉴定，但是这并不意味着这些减肥方法就适合所有的人。最重要的是要观察自身的反应，然后用心地寻找“适合自己的运动方法和减肥方法”，这一点非常重要，希望大家不要忽视。

短时间内锻炼肌肉的方法

① 选择符合目的的肌肉运动方法

我们在健身房中进行运动的时候，经常会看到非常喜欢练习哑铃的人。其实肌肉运动按照自身的目的的不同方法也是有所不同的，通常将重量设定在可以重复进行6次以内的范围进行运动的话，其主要的运动效果是增加肌肉的力量，也就是说是“使力气变大”。如果想要增加肌肉的大小，那么最适合的哑铃重量最好是可以重复练习6~12次的重量。举个例子，比如，塑造健硕的臂部是锻炼的目的，选择10kg的哑铃重复练习5次之后就再也没有力气继续练习了，那么这样的训练方式并不能增加肌肉的大小，而是只能起到强化肌肉的作用。此时需要减少哑铃的重量，增加重复练习的次数才是正确的选择。选择8kg左右的哑铃时，重复练习了10次左右之后就再也无法练习的话，那么这个重量是锻炼、塑造健硕臂部的最佳重量。

② 以正确的姿势进行运动

为了避免运动的时候受伤，一定要以正确的姿势进行运动。但是如果超过了自身的能力，用过重的重量进行运动的话是很难维持正确的姿势的。就像前面所说过的那样，如果胳膊肘出现晃动的现象或者混杂着不正确的动作，那么很有可能会使自己受伤。

③ 把所有的运动范围活用起来

提高运动效果的守则中有一项是“利用所有可以运动的范围进行运动”。但是如果使用过于沉重的重量进行运动的话，那么在运动的过程中就无法活用所有的运动范围了。下面以二头肌运动作为例子来说明一下。进行二头肌运动的时候最常用到的关节是胳膊肘的关节，所以二头肌运动的最基本原则是活用所有能够运动到胳膊肘的运动范围，也就是要充分地伸展和弯曲胳膊肘进行运动。但是如果使用对自己而言非常沉重的哑铃进行运动的话，因为承受过大重力的影响很难完全地伸展或者弯曲胳膊肘。这就会导致无法活用胳膊肘的所有运动范围了。

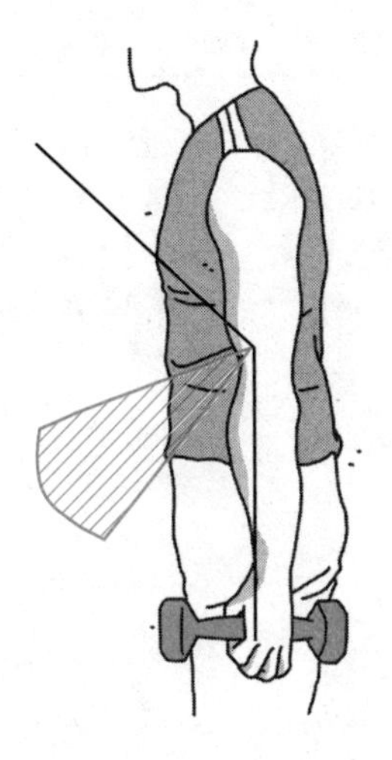

上图中黑色线所包含的面积，是胳膊肘可以进行运动的所有范围。但是关节并不是在所有的运动中都会用到相同大小的力气，根据关节的使用角度的不同需要用到的力气也会有所不同。胳膊肘能够进行运动的全部范围虽然是黑色线范围，但是胳膊肘能够用到的最大力气则是红线范围。如果超过了红线范围，需要用到的力气明显会减少很多。

如果使用过重的重量进行运动的话，很难做到完全伸直胳膊肘的动作，最后也就无法完全活用所有的运动范围。而且为了做好动作，胳膊在运动的过程中会不停地前后晃动，运动的姿势有可能并不准确，这样一来运动效果自然而然就会降低很多。

06

30岁以后的运动，不要再被甜言蜜语所欺骗

世界上存在着各种各样的运动方法，有些运动有着增大胸围的作用，也有一些运动能够使小腿的线条变得更加漂亮，那么这些根本就不知道来源的运动方法，是否真的具有如此神奇的效果呢？

“让小腿线条变得更加漂亮”的运动会塑造大象腿?

首先让我们再来回顾一下人体的构成吧。我们的身体从外到内以“皮肤→脂肪→肌肉”的顺序构成，但是每个人不同部位的皮肤、脂肪和肌肉的厚度都不同。眼皮是人体中皮肤最薄的部位，虽然含有丰富的血管却没有皮下脂肪层，而是直接覆盖着肌肉。腹部和大腿是囤积皮下脂肪非常发达的部位，而胳膊以下的部分和小腿是皮下脂肪相对比较少的部位。所以小腿粗的女性大部分都是先天性的肌肉比较发达的体型，这个观点是正确的。特别是把脚尖踮起来走路的时候，像心形一样的小腿肌肉，也就是“腓肠肌”只会使小腿越来越粗。

对于这一类的人群而言，他们需要的是能够使小腿肌肉的发达程度最小化的运动战略，但是能够使小腿变纤细的运动动作都有哪些呢？你是否看见过人们在爬楼梯的时候或者搭乘地铁的时候踮着脚尖呢？事实上踮着脚尖的运动，比如跳绳、跳跃等动作，如果重复的次数多了反而会刺激小腿的肌肉，很有可能使小腿变得越来越粗。所以尽可能减少做这种动作的次数才有助于塑造漂亮的小腿。其实那些所谓的塑造漂亮的小腿的运动，最终都是刺激腓肠肌的运动，最后反而会扩大小腿粗的缺点，是起到相反效果的运动方法。

实际上并不存在那种可以使小腿变纤细的运动方法，虽然我们很难减少小腿的肌肉，但是我们至少可以回避那些使这种现象更加恶化的方法。那就是不去做任何所谓的能够使小腿变细的运动，前面的内容也解释过如果想要塑造漂亮的小腿，首先一定要尽可能地回避运动腓肠肌的次数，这一点非常重要。但是人们在实际生活中没有办法不使用腓肠肌。对减少体内脂肪非常有效的散步、跳跃等需要数十分钟内不停歇，不停地移动体重的运动全部都会用到腓肠肌，这是不可避免的事情。为了减少全身的体重和体内脂肪，也不得不用到腓肠肌。

丰胸运动中隐藏的秘密

在减少体内脂肪的过程中，胸部必然会变小，那是因为构成女性胸部的大部分成分都是脂肪。所以在减少整体性的体内脂肪的过程中，很自然地胸部的脂肪也会被消除。所以无数的女性都会对增大胸部的运动产生极大的关注，既想减少肚子上难看的脂肪又想维持胸部的大小。然而，是否真的可以通过运动起到丰胸的效果呢？

首先，让我们来了解一下女性胸部的结构。女性的胸部也就是乳房，大块的胸肌上方乳腺连接了像云彩一样飘浮的小颗粒的脂肪。减肥之后胸部会变小，是因为胸肌上方的脂肪减少的缘故。而那些所谓的丰胸运动，是不断地刺激胸肌并且进行锻炼的运动。锻炼肌肉就能维持胸肌上方的脂肪，并且扩大乳腺组织的奇迹真的会发生吗？很遗憾，这样的事情是绝对不可能发生的。

现在有通过仰卧起坐减少肚子上的脂肪的方法，类似于这种想要通过刺激肌肉的方式减少脂肪的突发奇想，也存在着想要通过这种刺激肌肉的方式增加脂肪的期待，这种想法也是不科学的。虽然胸部肌肉运动无法增大胸部本身的大小，却能够刺激到上半身最大的肌肉——胸大肌，也能提高运动后的代谢量。但是有一点是能够肯定的，那就是不管是出于想要减少体内脂肪的目的还是出于增大胸部的目的，总之胸部运动是有助于减肥的。虽然不存在使胸部突然从A罩杯变成C罩杯的运动，但是我们至少能够通过胸部运动增加胸部的弹性并维持胸型，从整体上看可以塑造出美观的胸部线条 。

07

什么运动能够在短时间内产生最大效果呢?

每一个30岁以上的人进行减肥的目标都是健康和美丽,为了达到这一目标必须要进行有氧运动和肌肉运动。每种运动都有着各自的作用,有着互补的作用。如果一个人并不是坚持不懈地做运动,那么让他在一周内进行3~4次有氧运动和肌肉运动并不是什么简单的事情。这种时候就需要最大限度地节约时间,同时要尽可能地提高运动的效果,那么是否存在这样的方法呢?

相同时间内起到最大减肥效果——循环运动

有一种一举两得的运动方法，不仅能够节约时间还能提高运动的效果。那就是近几年来受到大家广泛关注的循环运动，这个被称为“circuit training”的循环运动，就是将有氧运动和肌肉运动穿插着不停歇运动的方法。如果一直以来被大家所了解的运动方法是将有氧运动和肌肉运动相互分开来进行的话，那么循环运动则是将有氧运动和肌肉运动混合起来不停歇地进行。

比如，以肌肉运动中伸展和弯曲胳膊肘的运动，以及有氧运动中的跳绳作为例子，如果将这两个运动以循环的方式进行的话，那么就是“胳膊肘运动20次→跳绳100次→胳膊肘运动20次→跳绳100次”，然后在数十分钟内不停歇地重复进行这一过程。如果只做胳膊肘运动和跳绳觉得有点枯燥的话，那么也可以加入一些自己喜欢的运动项目。可以加入哑铃等肌肉运动，也可以用原地跳跃代替跳绳。比如，用“胳膊肘运动→跳绳→哑铃运动→原地跳跃→胳膊肘运动”这种形式将自己喜欢的肌肉运动和有氧运动加进去。但是选择肌肉运动的时候要选择可以运动到胸部、背部、臀部和大腿等大块肌肉的运动项目。

在后面要介绍的循环运动项目中，加入了能够刺激大块肌肉的肌肉运动。借鉴这种方法开始做运动吧。在这里再次提醒大家，循环运动中并没有固定的正确答案。按照个人的兴趣，可以加入各种有氧运动和肌肉运动，将这些运动组合起来进行循环运动。然后再按照个人的体力要求，如果坚持做数十分钟的话这就是循环运动。

进行循环运动时需要注意的内容

循环运动对于减肥的人而言，既能燃烧脂肪又能最大限度地防止肌肉减少，可谓是一举两得的运动方法。与此同时需要我们注意的是，正因为如此这种运动的各种效果有可能都不是很大。特别是对于想要最大限度地快速增加肌肉的人而言，这种循环运动并不适合。虽然循环运动并不能有效地增加肌肉量，却能够快速减少体内脂肪，并且能最大限度地防止肌肉的减少。所以如果运动的目的是尽可能地快速增加肌肉的话，与其选择循环运动倒不如将有氧运动和肌肉运动区分开来，然后把更多的时间投入到肌肉运动当中。

但是循环运动对于运动能力明显下降的人而言有可能是不太现实的运动。循环运动的运动强度比较大，对于那些没有进行过任何运动的人来说，甚至开个头都是一件非常难的事情。如果一味地进行循环运动的话，那么有可能会引发肌肉疼痛或者非常罕见的心脏疾病。没有休息时间的人也不适合，因为循环运动模式本身所消耗的体力就非常多。无论运动效果有多好，如果自身无法承受的话，那么这种运动对自己而言都是没有任何意义的。如果是运动能力明显下降的人，那么首先要从竞走等轻松的肌肉运动开始，打好了体力基础之后再进行循环运动才是明智的选择。

+ 循环运动预示——1

肌肉运动和有氧运动要穿插进行，不停地重复15～30分钟。

肌肉运动

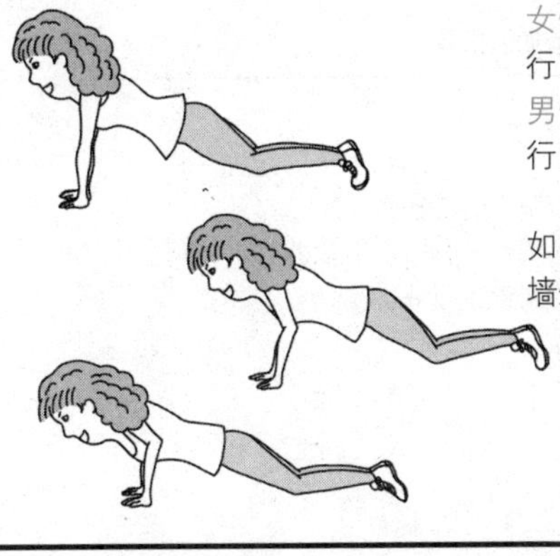

女性：弯曲膝盖然后胳膊肘撑地，重复进行10～15次胳膊肘弯曲、伸展运动
男性：弯曲膝盖然后胳膊肘撑地，重复进行10～15次胳膊肘弯曲、伸展运动

如果这个动作做起来有难度，那么不妨换墙壁进行。

有氧运动

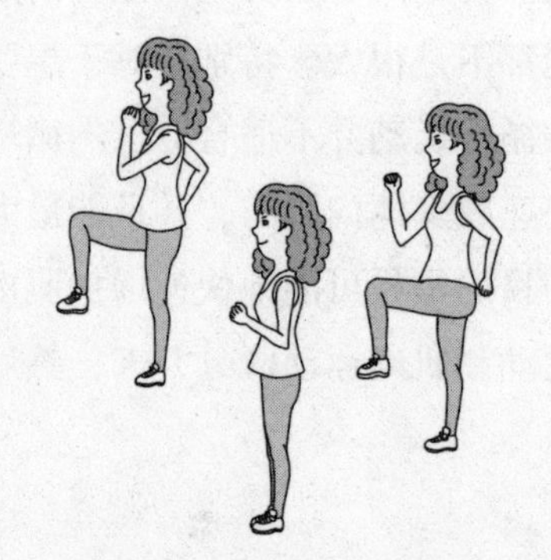

女性：原地踏步1～2分钟
男性：原地踏步3～5分钟

如果是第一次做运动或者体力不太好的人，可以延长踏步运动的时间。

+ 循环运动预示——2

肌肉运动和有氧运动要穿插进行，不停地重复15~30分钟。

肌肉运动

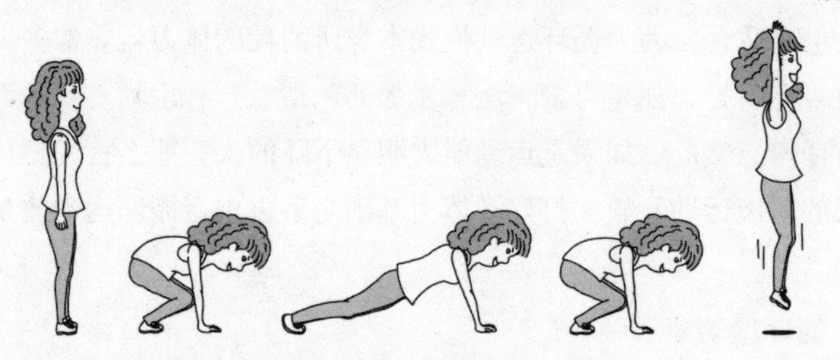

女性：趴到地上再站起来，然后跳跃着伸展双臂10~15次
男性：趴到地上再站起来，然后跳跃着伸展双臂20~30次

站起来跳跃的时候，轻轻地跳起来有助于提高运动的效果。

有氧运动

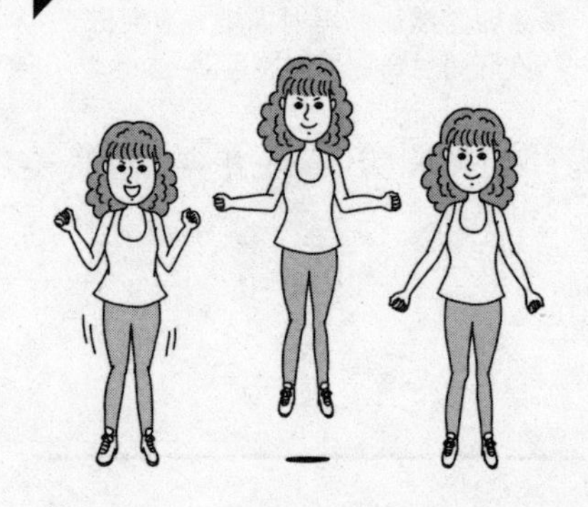

女性：当作双手拿着跳绳一样，跳跃1~2分钟
男性：当作双手拿着跳绳一样，跳跃3~4分钟

08

活用最新的运动

由于全世界的肥胖人口急速增加，不仅人们开发了全民健身运动，连很多健身专家也在开发各种各样的运动方法。人们对运动的关注和运动必要性的意识越来越强烈，其中人们所关注的运动趋势都有哪些呢？我们又该如何活用这些运动方法呢？

加强功能性运动

可以用“强调功能性运动”这句话来概括最新的运动趋势。所谓的功能性运动是指，通过模仿现实生活中经常用到的肌肉运动而构成的运动方法。比如，我们在日常生活中经常会做从椅子上站起来、洗头发、清扫等多种活动，这些动作的共同特点是不会单纯使用某一特定的肌肉，而是会动用全身上下的很多肌肉。首先，为了抓住牙刷会用到手指和下臂的肌肉（下臂的肌肉一直连接到手指的肌肉，才能使手指伸展开或者弯曲），而为了刷牙会用到上臂和肩膀部分的肌肉。

可想而知，我们平日里所做的动作大部分都会同时用到很多肌肉，而功能性运动强调的并不是只集中锻炼一两个特定的肌肉，而是主要以同时使用很多肌肉的运动组成的运动方法。

以肌肉运动为例子，单臂扩展运动是在固定肩膀的状态下只需要弯曲和伸展胳膊肘，不断地单独刺激三头肌的运动（参考P139的内容）。事实上，这一运动除了三头肌之外几乎用不到其他的肌肉，所以单臂扩展运动并不属于功能性运动。

让我们再来了解一下目前正在流行的壶铃运动吧。壶铃之所以变得那么有名，源于电影《300》的主人公和国际明星Rain。当人们得知他们犹如雕像般的身材是通过壶铃运动塑造的事情之后，这一运动不仅受到了健身中心的关注，而且还受到了很多运动发烧友的热烈追捧，获得了极高的人气。

壶铃运动反映了强调功能性运动的现代运动的趋势，特别是在无数种活用壶铃的运动方法中，“壶铃甩摆”运动则最大限度地强调了功能性运动的动作。壶铃甩摆运动通过蹲起的动作使用下半身大块肌肉中最典型的大腿和臀部的肌肉，而腰部和背部的肌肉起到了稳定身体的作用，同时还要活动双臂和肩膀的肌肉，这样才能甩摆壶铃。简单地说，这是一项能够用到全身肌肉的运动。

+ 壶铃甩摆运动

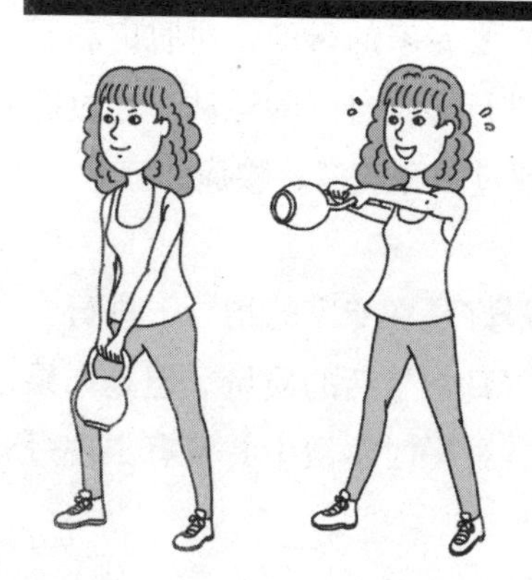

双手握住壶铃使壶铃在双腿之间垂直摆放，然后蹲下去，起来的同时将壶铃甩到肩膀的高度。

强调功能性动作的运动效果

如果进行注重功能性动作的运动，那么我们首先会发现体内的脂肪消除得更快且更真实。减少体内脂肪的重点是消耗量要比摄取量多，而饮食调节是减少摄取量的重要因素，与此同时起到增加消耗量的运动是必需要素。强调功能性动作的运动，都会增加运动中消耗的热量。使用更多的肌肉就如同做某项业务的时候动用更多的人力一样，也就意味着运动中消耗的热量也会增加。

这样的运动还具有非常卓越的增加“运动后代谢量”的作用。肌肉运动中用到的肌肉很多，这就意味着运动中出现细微伤口的肌肉会更多。所以运动后会修复这些伤口，从而提高运动后的代谢量。

而且功能性运动只要坚持不懈地去做，可以非常有效地减少痛症并且有助于塑造体形。当然，这并不意味着无论是谁，只要跟着练习功能性运动就一定都会收到很好的效果。如果是肌肉已经变得脆弱或者硬化的人，在毫无指导的情况下进行功能性运动的话，则很容易产生痛症。比如，在臀部肌肉比较弱的状态下，练习壶铃甩摆动作重复地蹲起，这样一来很有可能会引发膝盖的痛症。

想要正确地进行功能性运动，就需要接受专家的帮助，对肌肉和肌肉力量进行测试，了解存在的问题之后再进行适合自己的运动。通过这一过程，我们可以改善之前日常生活中出现过的膝盖痛、腰痛的症状。

所以那些最新的强调功能性的运动，最好是在专家的指导下进行。这样一来不仅能减少体内的脂肪，还能改善日常生活的质量。但是如果一味地跟着做的话，那么很有可能会诱发各种平时生活中并没有出现过的痛症。

有没有活用游戏机和智能手机的减肥方法呢？

① 活用游戏的减肥运动只对中年妇女有效吗？

将游戏与减肥效果合并在一起的游戏机有2008年任天堂推出的威Wii系列，从威体育开始一直到推出了将减肥与游戏合并起来的威霹之后，其才受到了世人的广泛关注。除此之外，微软公司推出的落地式游戏机X-box，以及索尼公司推出的游戏机也是主打有助于减肥的游戏。

那么，这些利用游戏机的运动的减肥效果到底怎么样呢？2008年，威体育上市伊始，便发表了一篇关于这款游戏产生的实际运动效果的研究结果。对网球、保龄球、拳击、棒球、高尔夫等威体育中包含的五种游戏进行测定的结果显示，根据参加人员的运动能力的不同结果也有所不同。

如果是老人，那么威体育中所有的运动项目都会起到一定的运动效果。但如果是健康的年轻人，那么除了拳击之外没有一个项目出现让人满意的效果。原因在于，其中大部分运动项目的实际运动时间比休息的时间少，从整体上看用上半身肌肉的情况比用下半身肌肉的情况多。对于体力和心肺功能都比较弱的老年人而言，稍微运动一下就会增加心跳次数，很容易就能达到个人的运动目标。但是，健康的年轻人的体力和心肺功能都很强，所以仅仅依靠这种程度的运动是产生不了什么运动效果的。

然而，使用这种游戏的人大部分是10～30岁的年轻人，所以这些人通过那些动作识别游戏是很难获得令自己满意的运动效果和减肥效果的。

② 利用智能电话的智能电话运动法

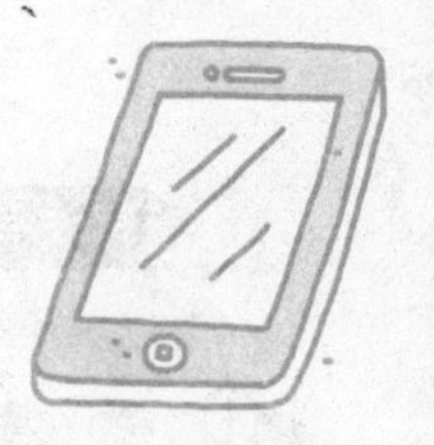

利用智能手机进行减肥的应用程序大致可以分为三大类。

第一类，加强记事本功能的APP，将摄取的食物和运动的内容记录到智能手机APP当中然后进行确认，通过这种方式达到自己所期待的减肥目标。

第二类，帮助编排运动项目或者直接观看运动内容，然后照着去做的APP。这种APP能够提供指定部位的肌肉运动方法、姿势、呼吸方法，也能够提供比较容易跟着一起做的循环运动项目或者伸展运动。这对于那些不知道该进行什么运动或者不知道该怎么做的运动初学者而言是有一定帮助的，但是由于手机的屏幕比较小，所以单纯依靠手机跟着做运动是有一定局限性的。

第三类，利用GPS功能开发的运动APP。耐克Nike+和 adidas miCoach等都是典型的APP，利用了GPS功能在野外进行有氧运动的时候，可以帮助做运动的人测量实际移动的距离和消耗的热量。这两者中值得我们大家关注的是耐克公司推荐的Nike+APP 。这一APP能够感知到智能手机的晃动程度，然后再通过晃动程度计算出运动量。所以不仅能在野外运动的时候使用，而且还可以记录并确认在室内利用跑步机跑的距离和消耗的热量。除了上述优点外，Nike+还能提供与其他的使用者共享的环境。利用APP运动的内容不仅在SNS服务台留下了记录，还与耐克主页有互动的关系。耐克公司就是凭借这样的优势与其他的对手进行竞争的。我们可以在Nike+主页链接“挑战（Challenge）”上确认其他人已经留下的挑战结果，当然还可以留下自己的新挑战。这种可以共享乐趣的功能是Nike+的最大优点，也是它与其他减肥应用程序的最大区别。

09

30岁以后得重病，剩下的40年就会很辛苦——避免受伤的方法

30岁以后做运动不只是为了美丽的外形，更多的是为了健康。但是因为不正确的运动信息和受伤的现象，反而破坏了原有的健康。最重要的是一旦受伤，那么受伤部位的肌肉和韧带就会变得十分脆弱，进而受伤部位周围的组织也会发生改变甚至引起慢性痛症。为了塑造健康而美丽的身体开始的不正确的运动方法，很有可能在40～50岁之后变成折磨人的事情。那么，现在就让我们来了解一下30岁以后经常出现的受伤类型、避免方法和应急措施吧。

我们所了解的伸展运动是错误的方法

一提到避免运动中受伤的现象，我们首先想到的就是伸展运动。但是最近的研究结果表明，通常我们了解的伸展运动不仅没有避免受伤的效果，反而会提高受伤的危险性。为了避免在运动中受伤，在进行伸展运动之前首先要进行热身运动。通过快走或者轻松的跳跃等热身运动，提高心脏的跳动频率对身体进行预热。如果不进行这种热身运动，而是直接进行伸展运动的话，那么在伸展并不柔软的肌肉时很有可能会损伤肌肉，从而大大增加运动中受伤的可能性。不管是快走，还是轻松跳跃，又或者是骑自行车，在进行伸展运动之前应先进行10～15分钟的热身运动。

如果热身运动已经结束了，那么接下来就该做伸展运动了。一提到伸展运动，人们通常都会想到伸展胳膊或者伸展腿部后侧肌肉的压腿运动，其实这些运动都属于原地伸展运动。最新的研究结果表明，运动之前进行的原地伸展运动不仅没有避免受伤的作用，反而可能会在运动的过程中成为身体受伤的诱因。目前的这些原地伸展运动，也就是将指定的某个部位伸展大概1分钟的方法，不仅会妨碍那个部位的血液循环，而且还有可能堆积因疲劳而产生的乳酸。而这种现象很有可能会成为使身体受伤的诱因，事实上原地伸展运动最适合在运动之后进行，而不是在运动之前进行。

那么，在运动之前我们该进行哪些伸展运动呢？答案就是“动态的伸展运动”，也就是并不维持某种姿势，而是持续性地移动着做的伸展运动。这种伸展运动就像我们小时候学过的健身操，简单地说，就是将马上要进行的运动先以轻松的方式进行一遍。如果你准备做仰卧举重的话，那么先在没有任何杠铃的前提下只拿着杠轻松地进行举重动作即可。动态性的伸展运动并没有什么固定的动作，它只是提前把当天要进行的运动轻松地进行一遍，以此达到强化肌肉并让肌肉适应的一个过程而已。

男性应该尽可能地避开使肩部受伤的运动

几乎所有的男性都有在健身房举重的经历，因为能够展现自己曾经运动过的证据——伤口。于是很多人都会争先恐后地开始上半身的锻炼，所以男性受伤最多的部位就是肩膀。

+ 肩胛骨的结构与名称

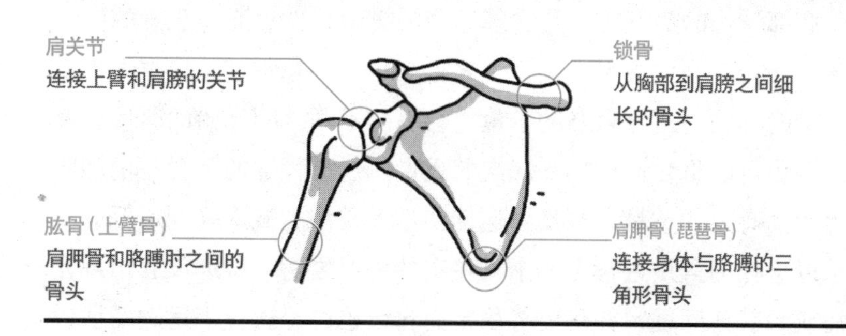

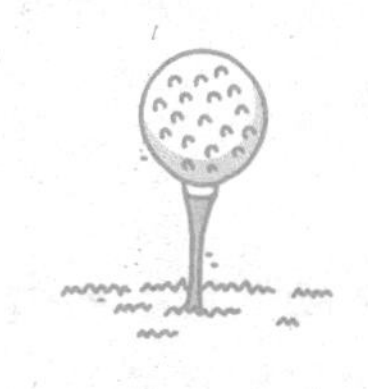

人们经常会用高尔夫球和球托比喻肩膀，就像左图所显示的那样，高尔夫球被放在比球本身小很多的球托上。肩关节主要的部位上臂骨就相当于高尔夫球，而肩胛骨就相当于球托。事实上肩胛骨的支撑部位只能支撑上臂骨端部的1/3左右的部分。

肩膀的这种结构对人体既有利也有弊。优点是活动性与可动性，由于上臂骨的顶端比较大，所以胳膊的可活动范围非常广，因此肩关节不会受到方向和角度的制约而可以自由地运动。缺点是不稳定性，由于肩胛骨的支撑部位比上臂骨顶端小，所以出现脱臼或者受伤的危险性会很高。也就是说，肩关节是可动性很大但是安全性很差的关节。

肩关节的这种先天的不稳定性、男性对哑铃的过度执着以及错误的运动姿势，导致的最典型的疾病就是“碰撞综合征”。碰撞综合征是因为上臂骨和肩胛骨下方的空间中夹进了肌肉或者筋之后产生的疾病，是一种会引发筋的损伤、炎症或者骨质退化的疾病。

大部分男性锻炼身体的时候，与下半身的锻炼相比他们更重视上半身的锻炼，而在上半身的锻炼中，除了腹部之外大部分上体运动都会用到上臂和肩关节。如果天生就缺少稳定性的关节的活动频率增加的话，那么也就意味着受伤的概率也会增加。在年轻男性肩部受伤的原因中，以上的这种锻炼方式起着决定性的作用。

避免肩部受伤的最好方法是选择适当的重量，然后通过正确的姿势进行训练。选择适当的重量，其实比我们想象的简单得多。根据每个人的肌肉力量的不同，适合自己的重量也会有所不同。刚开始的时候选择以正确的姿势可以重复进行15～20次的重量，这种程度的重量是增加肌肉持久力的最有效的重量，也是将运动初学者受伤的概率降到最低的重量。如果以这样的重量进行了一个月左右的练习之后，臂部没有出现任何的痛症或者其他问题，并且姿势稳定而自己也已经适应了运动的话，那么我们就可以把重量增加到可以重复练习8～12次的程度。这一程度的重量是增加肌肉大小的重量。

虽然不同的运动有着不同的正确姿势，但是有几种运动非常容易出现肩部受伤的现象。如果肩部已经有痛症或者是第一次进行运动的人，那么尽量不要练习以下动作。

+ 需要注意的动作

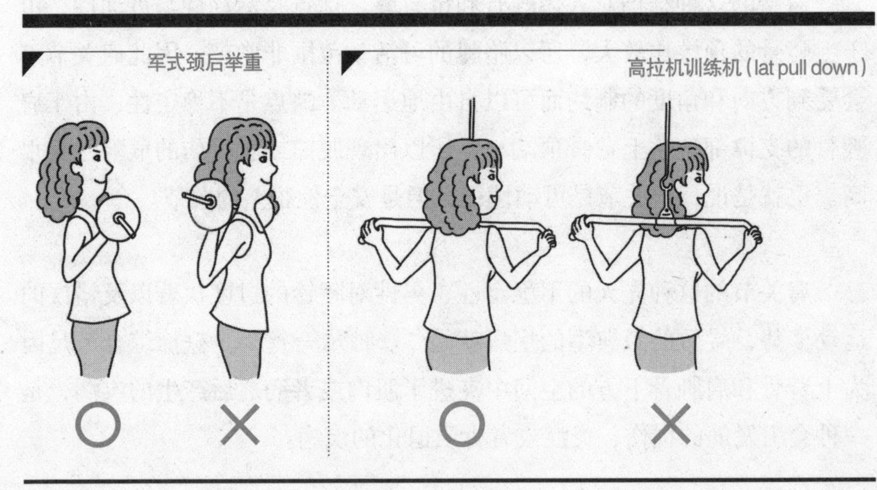

军式颈后举重是在肩膀上扛着杠铃的状态下，将胳膊伸展到头部以上举起杠铃的动作。做这一动作的时候，上臂骨大部分都会在比肩膀更高的位置上，并且到了耳朵的旁边或者后面的位置，所以会增加肩部的碰撞综合征或者受伤的危险性。利用高拉机训练机锻炼背部和胳膊的肌肉时，从颈后将横杠拉下的动作也会增加肩部受伤的危险性。如果这两个动作在进行时将举重杠和高拉机训练机横杠放到颈前的话，那么则可以大大减少肩部受伤的危险性。

+ 能够避免碰撞综合征的30° 角运动方法

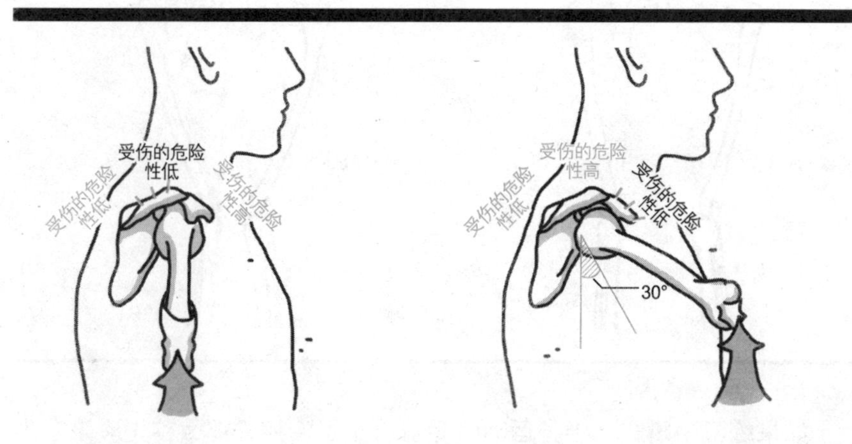

侧举是握着哑铃重复胳膊上下来回移动的一种运动。只是将胳膊抬起来的时候，很有可能出现上臂骨的肌肉或者筋卡到肩胛骨下方的现象。也就是说，这种运动很有可能会诱发碰撞综合征。但是，如果做伸展胳膊的动作时，以肩膀为基准往前移动30° 之后再做往上举的动作的话，那么就能够避免上臂骨的顶端与肩胛骨相互摩擦的现象，在某种程度上还能够避免碰撞综合征的发生。

女性需要集中训练臀部肌肉的强化运动

与男性相比，女性在进行下半身运动之后产生关节痛的症状的概率更大一些。原因在于女性的骨盆的形状。因为女性的骨盆比男性的骨盆宽，所以女性骨盆到膝盖之间的股骨倾斜的角度更大一些，这一角度的专业术语是“Q角”。

所以，当股骨越往下降，膝盖弯曲之后重新伸开时大腿肌肉产生的力会集中到外侧，这时就会产生向着外侧拉扯膝盖骨的力。位于股骨上方的膝盖骨有着自己的正常移动轨道，但是如果膝盖骨脱离了自己的轨道就会和股骨发生碰撞并产生痛症。如果练习半蹲式的方式不正确而产生膝盖前面疼痛的现象，那么大部分都是因为这个原因导致的。

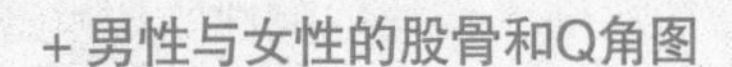

+ 男性与女性的股骨和Q角图

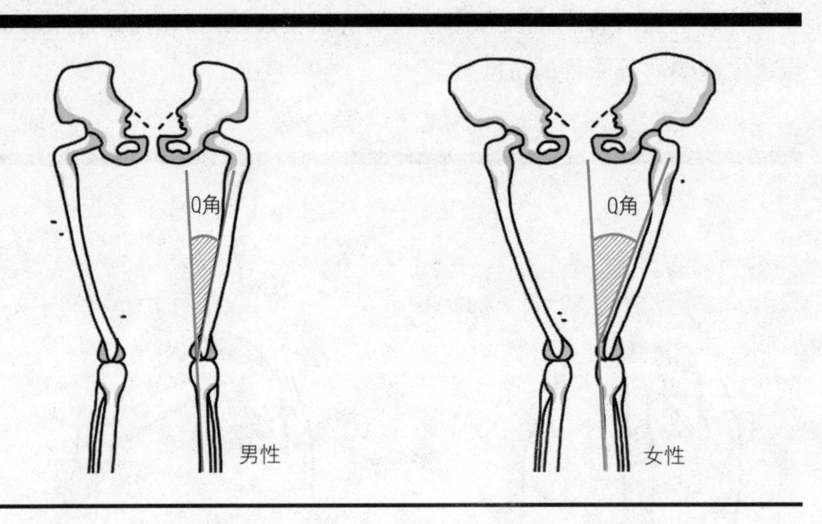

如果练习半蹲式下半身运动时膝盖产生了痛症，那么首先应该减小运动的范围。由于膝盖骨位于股骨的上方，所以它们之间会产生压力，而这种力会随着膝盖弯曲角度的增大而加大，随之产生的痛症也会越来越严重。此时，如果减小弯曲膝盖的角度，并不完全地坐下去而是只坐一般程度的话，就可以缓解膝盖的这种痛症。

臀部肌肉的强化也有助于缓解痛症。骨盆的Q角比较大是导致膝盖痛症的重要原因，而臀部肌肉变弱会增加骨盆对膝盖的影响。所以进行强化臀部肌肉的运动，有助于使膝盖骨按照正常的路径移动，最终减少膝盖的痛症。

+ 使膝盖的负担最小化，同时加强臀部肌肉的运动

图①、②、③中的动作重复做15～20次为一个回合，重复进行3～5个回合。

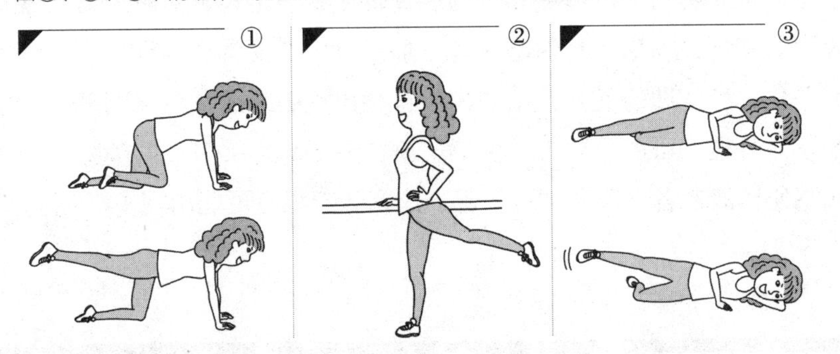

如果运动后出现痛症，那么应该在什么时候去医院呢?

进行运动之后必然会出现肌肉痛的现象，而产生肌肉痛的原因有很多种，了解肌肉变大的原理之后对这一点理解起来就会容易得多。肌肉在运动的过程中会出现损伤，运动后休息的时候身体就会修复肌肉受损的部位，然后肌肉就会变大。运动后之所以会出现肌肉痛的现象，是因为在运动的过程中肌肉受损的缘故。而这种痛症对于第一次开始运动的人而言更为严重，随着时间的推移，即使是练习相同的动作，肌肉痛的现象也会逐渐消失。所以才会有那么多的人把做完负重训练之后产生的肌肉痛当作是正常现象。问题是这种肌肉引起的痛症，很难与关节或者韧带、筋出现问题之后产生的疼痛区别开。

如果是运动后产生的痛症，并且符合以下三项中的任何一种情况时，那么一定不要忽视。而且一定要去医院进行诊断，必要时应该接受治疗。

需要去医院进行检查的痛症诊断表

- □ 持续了3天以上的痛症
- □ 浮肿和热感同时出现的情况
- □ 做特定的动作时关节部位出现痛症

运动的时候出现肌肉损伤的现象是非常普遍的，而肌肉恢复需要花

费的时间通常不会超过72小时。如果说痛症出现的时间超过了3天，那么很有可能是肌肉出现了损伤。做特定的动作时，关节部位出现的痛症是由韧带或者筋出现炎症导致的。韧带或者筋出现炎症时，自然恢复的速度非常慢，如果将其忽略或者不加以重视的话就会导致韧带和筋的炎症恶化，会使即使受到轻微的撞击也会出现破裂的危险性的概率大大增加。而且很有可能导致骨质变形，增加患退化性关节炎的危险。浮肿和热感使体液或者血液聚集在一起，这意味着很有可能出现了炎症。

+ 受伤急救措施

如果在运动的过程中崴了脚踝或者碰到运动器材而受伤时，我们该怎么办呢？当然，正确答案必然是去医院，但是如果在没有办法立即前往医院的情况下，我们能做的急救措施就只有“RICE”了。

R= Rest　I= Ice　C=Compression　E=Elevation

如果在运动时出现了痛症或者受伤的情况，首先要通过休息稳定情绪。如果继续对受伤的部位进行活动的话，那么只会使痛症越来越严重。接着开始对受伤的部位进行冷冻，受伤初期如果对浮肿或者有灼热感的部位进行热敷的话，就好比是火上浇油。受伤初期必须要进行冷敷，72小时之后，等肿胀和灼热感消退之后再进行热敷。

如果受伤的部位出现流血的现象，那么首先应该用干净的毛巾或者纱布按住出血的部位，然后将伤口部位举过心脏的高度。这样的动作有助于止血。

Why not?

30岁以后的减肥方法要与众不同

最后的通知篇

“虽然体检的时候得出了干瘦肥胖型的结果……

但是看起来没有任何问题啊，有必要进行减肥吗？

才30多岁而已，这不是还挺年轻的嘛！”

“如果妈妈很胖的话，孩子变胖的可能性会很大吗？难道肥胖也会遗传？”

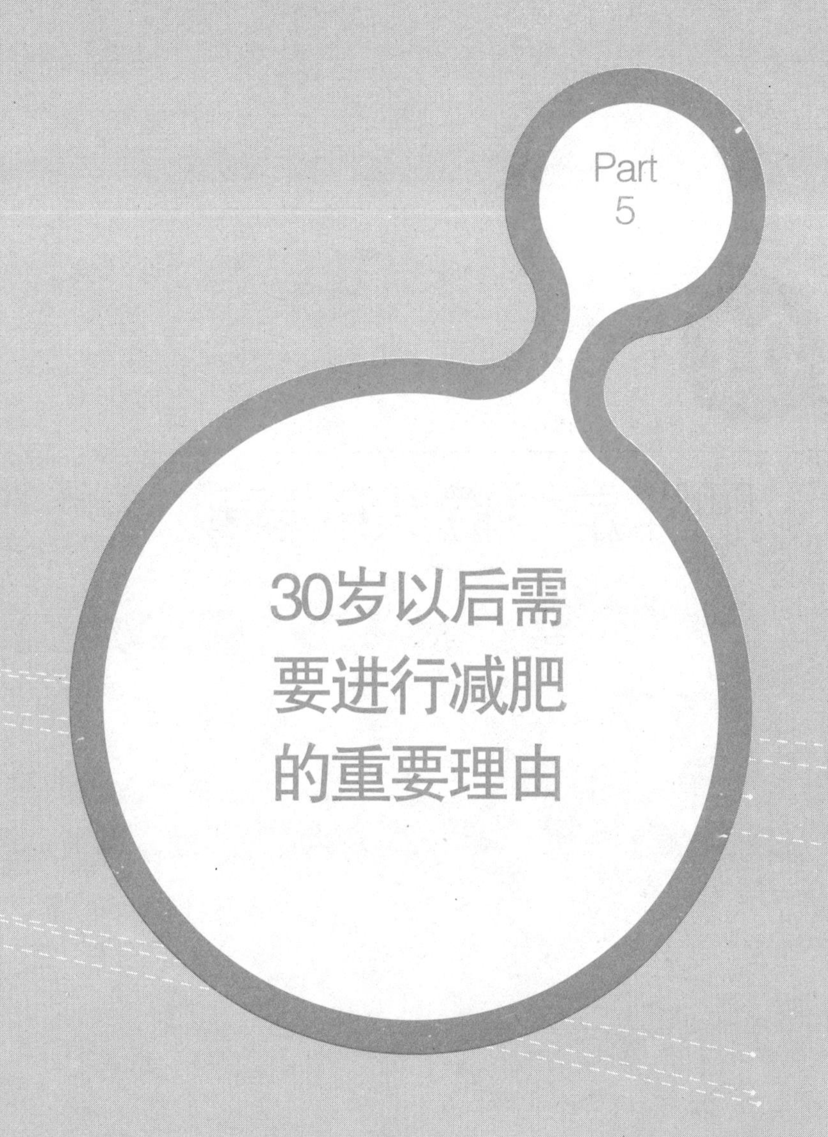

30岁以后需要进行减肥的重要理由

到目前为止，我们了解了人们在30岁以后变胖的原因，也找到了解决这种现象的方法。即便如此，仍然有很多30岁以上的人因为不符合现实的“这不是还很年轻嘛”的想法，产生了毫无根据的自信心回避着现实。当然，是否要进行减肥完全取决于个人的选择。但是，当你了解了30岁以后需要减肥的真正理由之后，你还能说这样的话吗？

01

肥胖是不健康的表现

对于30岁以上的人而言，“肉乎乎”不仅意味着看起来有点笨拙，而且也意味着不太健康，而且这句话想重点要表达的是体内有很多的脂肪。30岁之后，我们的身体就会变成容易长肉的体质。需要运动的事情变得少了，而需要吃饭喝酒的事情则越来越多，这样的生活持续的时间久了之后，不仅会导致体内的脂肪增加，还会毁了30岁的身体。

什么是脂肪?

我们体内很多部位都有脂肪，它们起着不同的作用。我们身体最基础的组成成分是细胞，而脂肪是组成细胞膜的核心成分。脂肪最重要的作用是储藏能量，会将我们身体中剩余的能量储藏起来。不管我们摄取的是什么形态的热量，储藏剩余热量最好的形态就是脂肪。原因在于，每克脂肪含有的热量非常高，1g脂肪含有9kcal的热量，而每克碳水化合物和蛋白质则含有4kcal的热量。比如，我们体内的热量在维持正常的身体活动之后剩下了9kcal，那么这9kcal的热量就会转换成1g的脂肪。但是如果这9kcal的热量想转换成碳水化合物或者蛋白质的形态进行储藏，那么它就会变成2g以上的重量。

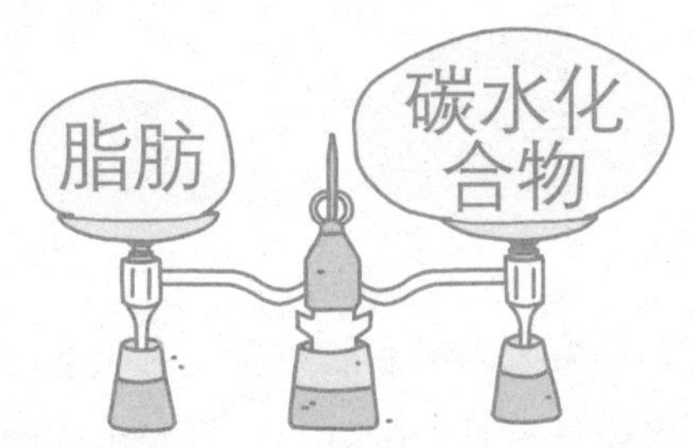

脂肪可以单独进行储藏，但是碳水化合物和蛋白质则需要抱着比自己多3～4倍的水分才能储藏。举个例子，剩下的热量为1000kcal，如果这些热量以碳水化合物和蛋白质的形态进行储藏的话，那么体重就会增加1250g（碳水化合物或者蛋白质250g+水1000g=1250g）。相反，如果这些热量以脂肪的形态进行储藏的话，体重只会增加110g左右。如果我们体内的脂肪变成碳水化合物或者蛋白质的形态的话，毫无疑问我们的身体会变得比现在胖好几倍。剩余的热量只有以脂肪的形态进行储藏，才能在我们的身体中形成最高效率的储藏形态。确切地说，脂肪是被特化的能量储藏仓库，是一种非常特殊的组织。

当然，脂肪的作用不单单是这些。最近有很多专家认为，脂肪是分泌激素的“内分泌器官”。脂肪细胞会把激素分泌到血液中，而混合到血液中的激素会前往自己要去的器官传达命令。脂肪通过这种方式像内

分泌器官一样分泌各种各样的激素，对体内的器官产生影响。

脂肪细胞分泌的激素包括女性激素雌激素、调节食欲的激素瘦素，以及对我们身体的健康有所影响，还能反映炎症的媒介脂联素和抵抗素。

雌激素是女性激素，能够使女性特征更加突出，分泌得过多或者过少都会引起一些问题。如果脂肪细胞增加得过多，就会增加雌激素的分泌量，诱发乳房癌或者子宫内膜癌的危险性非常高。乳房癌和子宫内膜癌是接触到雌激素的面积越大发病的危险性就越高，比如，没有怀孕经历的女性接触到雌激素的时间会很长，所以诱发乳房癌和子宫内膜癌的概率会很高。

脂肪越少越好吗？

对于女性而言，如果体内的脂肪过少，那么脂肪分泌的雌激素就会很少，有时甚至会出现没有月经的现象。月经由雌激素和孕酮两种激素控制，如果雌激素的分泌量减少则会出现月经不调的现象。在需要严格控制体内脂肪的体操运动或者短跑等运动项目中，女性选手身上经常会出现这种现象。一般情况下，如果女性的体内脂肪率低于15%的话，就会出现月经不调的现象。所以激素过多是个问题，过少也是个问题。身体需要分泌不多不少的激素才是健康的。

脂肪细胞所分泌的激素中，有一种激素是非常重要的，那就是调节食欲的瘦素。瘦素是能够让人产生饱腹感的激素，如果体内的脂肪量不够的话，脂肪细胞就会减少瘦素的分泌量，而这种现象则会刺激大脑产生饥饿感。脂肪与瘦素之间存在的这种关系，通过瘦素分泌有问题的老鼠变成高度肥胖的实验才被世人所了解。

除此之外，脂联素和抵抗素这一类型的激素不仅会诱发我们体内的炎症，而且也是诱发心脏疾病和糖尿病的介质。由此可见，脂肪并不仅仅只是储藏能量的仓库，还具有分泌给我们身体的每个部位传达信号的激素的作用。前面说过，激素过多、过少都是个问题，也就是说进行激素分泌的脂肪细胞过多或者过少，我们的身体都会出现各种问题。目前，因为体内脂肪细胞过少而出现问题的人很少，而因为脂肪细胞过多产生问题的人则有很多。我们的周围充斥着热量非常高的食物，但是我们的生活环境使人们变得越来越缺乏运动。身体变胖了体内的脂肪细胞就会增加，而增加的脂肪细胞就会分泌过多的激素，这就会增加我们患高血压或者糖尿病的危险。

腹部肥胖更危险

在这里我们需要关注的是，根据脂肪堆积部位的不同，对健康产生的影响也会有所不同。即使是相同量的脂肪，有些是位于皮肤下方可以用手抓到的“皮下脂肪”，有些是用手抓不到但是储藏在体内器官的“内脏脂肪”。脂肪的类型不同，对身体产生的影响也会有所不同。

内脏脂肪的脂肪细胞会分泌对我们身体产生间接性或者直接性影响的激素，使我们的身体产生炎症，或者使我们患有心血管疾病、糖尿病等成人病。所以，即使是相同量的脂肪，如果是内脏脂肪较多的话，其危害性也会更加严重。虽然减少体重，即减少全身的脂肪量非常重要，但是其中最重要的是减少内脏的脂肪量。反映内脏脂肪量的最准确、最简单的方法就是测量“腰围”。我们看电视经常会听到减少腰围的建议，就是因为以上的这些综合因素。

虽然30岁还很年轻，但是我们绝对不可以忽视我们的身体健康。面对30岁之后很自然地就会增加体内脂肪的现象，如果一直忽视身体与健康的话，那么不久的将来生命就会受到威胁，这是显而易见的。

02

30岁以后减肥，不仅会影响下半生，还会影响后代

不知道从什么时候开始，关于努力学习、开始理财、拼命工作等强调30岁以后必须做且不做会后悔的书籍受到了很多人的关注。由此可见，30岁以后是人生中经历的变化最大的时期，而应对这种变化的不同方式有可能会创造更大的机会，也有可能会使你失去机会。这一点在面对减肥和健康的时候同样如此。

30岁以后的减肥决定下半生的健康

大部分人一过30岁就会产生与之前完全不同的经济观念，那就是会意识到养老的问题。30岁之前人们完全不会考虑的养老问题，过了30岁就变成了人们重点准备的部分。人们会为了自己和家人的养老问题而参加各种保险，也会开始关注各种基金和理财商品，这就是30岁开始产生的变化。

而这种关于养老的准备不仅只是出现在“经济方面的问题”，为下半生的健康开始做“累积式减肥”也是从30岁开始的。那么我们究竟要累积什么呢？那就是“肌肉与力气”。在这里再次强调一下，从30岁开始我们的身体会因为激素的变化，导致体内的肌肉出现损失。20多岁的时候分泌还很旺盛的生长激素在30岁之后会出现减少的现象，这就会导致肌肉由生长出现了损失，力气也由增加出现了减少。如果这一时期进行让肌肉和力量出现更为受损的错误的减肥方法，犹如往高涨的火焰上浇油一样。如果是不是十分热爱运动的30岁以上的人群，那么只要能够维持20多岁时拥有的肌肉也算是一种成功。

那么，在30岁之后到底该如何维持20多岁时拥有的肌肉和力气呢？就像前面内容中强调的那样，最好的累积方法就是运动。不做运动只通过饮食调节进行的减肥，减少肌肉量和力量的危险性非常高。但是，这里所说的“运动”，指的不只是那些高强度的以至于让面部都扭曲的肌肉运动。当然，理论上保存或者增加肌肉最好的方法是肌肉运动，无论进行的是什么运动，一定要选择能够坚持下去且能够从中感受到乐趣的运动。即使一项运动从理论上讲是非常好的运动，但是如果在现实中无法持续进行的话，那么这项运动也是毫无用处的。

所以还不如做一些理论上运动效果稍微差一些，但是在现实中却能够持续进行的运动。虽然短时间内很难看到让自己眼前一亮的变化，但是30岁之后一点点累积的肌肉和力量，最终会对你下半生的健康问题负责。不只是夏季锻炼装饰用的肌肉，而是一点点努力地保存并增加肌肉和力量，我们需要的是这种累积式的运动。就像我们为了养老的问题而一点点努力地积攒并不多的钱一样，30岁之后需要寻找自己真正能够享受其中快乐，并且能够坚持做下去的运动，然后再通过这种运动累积自身的肌肉与力气。只有这样，在未来更多的日子里才能健康地生活下去。

30岁以后才能经历的初次分娩

以前，大部分女性都会在20多岁时经历第一次分娩，但是近些年来随着结婚年龄的渐渐增大，很多女性都在30岁之后才能经历第一次分娩。怀孕和分娩的年龄段变成了30岁之后。

如果孕妇在怀孕的过程中不能好好管理体重的话，不仅会对孕妇自己产生很多的副作用，而且也会对胎儿产生很多的副作用。如果孕妇不重视自己的体重就会患上妊娠糖尿病、高血压等疾病，当孕妇是肥胖症患者时这些疾病的发病率会更高。特别是如果女性在怀孕的时候过胖的话，那么即使分娩之后也很难成功减肥。如果是这样的话，身体会变得越来越难成功地减肥。

最为严重的问题是，如果一个孕妇拥有并不健康的身体，那么出生的孩子遗传妈妈的肥胖症的可能性会非常大。近几年来，我们通过新闻经常听到小儿肥胖症患者呈现逐年增加的消息，这已经并不是什么新鲜的事情了。

值得一提的是，小儿肥胖症导致成人肥胖症的概率是非常高的，这一点已经作为常识被人们熟知了。那么小儿肥胖症和成人肥胖症有着什么样的区别呢？成人肥胖症大部分都是由自己不良的生活习惯导致的，而小儿肥胖症大部分则是由监护人的错误导致的。是吃紫菜包饭加拉面，还是吃汉堡加薯条、可乐的套餐，又或者是米饭加大酱汤，孩子到底要吃什么完全是由监护人决定的。一天到晚是坐在家中看电视、玩电脑，还是到外面奔跑玩耍，最终也是由监护人决定的。在小儿患上肥胖症的情况中，孩子实际上是受害者，对预防小儿肥胖症起到决定性作用的是监护人。特别是负责孩子的饮食，并与孩子一同度过几乎全部时间的妈妈，更是可以左右孩子一生的健康。作为孩子母亲的30岁以上的女性，她们的生活习惯之所以如此重要的原因就在于此。妈妈的饮食习惯和生活习惯会直接影响到孩子，而这一点会直接决定孩子的健康和身材。

30岁之后的减肥不只是为了自己个人的健康，更是为了自己的孩子和家人的健康。如果治疗和预防孩子的肥胖症时，妈妈能够以身作则的话，那么爸爸就会起到支持的作用。事实上，治疗小儿肥胖症的时候非常需要爸爸的帮助。因为很多时候无论妈妈怎么努力，在缺少了爸爸的帮助的情况下都会以失败而告终。即使妈妈一整天都在努力地准备有助于预防和治疗孩子肥胖症的食物，但是如果爸爸下班的时候顺路买一袋饼干或者披萨回家的话会怎么样呢？妈妈为孩子准备了大酱汤和蔬菜、五谷饭，但是如果爸爸抱怨饭菜不可口煮拉面的话会怎么样呢？很明显，孩子根本不可能按照妈妈的话去做。

妈妈为了孩子的健康饮食无论有多么努力，如果没有爸爸的帮助就相当于白忙一场。刚组建一个家庭的30岁以上的男性和女性，进行正确的健康的减肥运动吧，这样做不仅是为了自己，而且也是为了下一代。

03

高血压、糖尿病……再也不只是别人的故事了

20多岁时至少不用担心健康的问题，但是30岁之后只要有一天熬夜，说得夸张些黑眼圈绝对会一直黑到下巴。看着这样的自己，不知不觉间就会说出“之前从来没这样过啊”的话。如果只是怀念20多岁，那么这一程度还算是幸运的，因为已经有很多30岁以上的人的身体被摧毁得惨不忍睹了。

30岁以上急剧增加的成人病

30岁以上普通的职场工作者的生活方式几乎都是相同的。过多的业务、频繁的聚餐和加班，运动量在不断地减少而聚会却越来越多，导致肚子上的肉越来越厚。即使睡了很长时间，精神状态也不是特别好，即使如此还会自我安慰地说“还年轻没关系”，一直回避那些让人感到不安的事情。最后，当拿到“高血压”“脂肪肝”等体检结果时，心里突然没了底。所以，来医院就诊的30岁以上的人在不断增多。

10多年前，通常都是四五十岁以上的中老年人群易患糖尿病、高血压等疾病。但是现在，30岁以上的年龄段患这些疾病的人在急剧增加。各种医疗机构发布的不同年龄段的成人疾病发病统计资料，以及发生在我们周围的那些事情都在告诫我们，这些成人病并不只是别人的事情。

30岁以上的人群中，成人病的发病率呈现逐渐上升的趋势，但还是有很多人没有认识到这些疾病的严重性。事实上，30岁以上的高血压患者与其他年龄段的患者相比，他们之中能够意识到自己病情的人很少，即使意识到了病情但是想要接受治疗的意志也很低。在60岁以上的人群中，能够认识到自己得了高血压的人达84.1%。在70岁以上的人群中，能够认识到自己得了高血压的人达77.9%。然而，在30岁以上的患者中，能够认识到自己的病的人仅仅有26.4%。治疗率的情况也是如此，60岁以上的患者达79.6%，70岁以上的患者达75%，而30岁以上的患者却只有13.9%。在30岁以上的高血压患者中，10名患者中只有1名患者认真地接受治疗。

这样的现象在日常生活中也能发现。据有关调查显示，30岁以上的人群中其中每两个人当中就有一个人过着与运动完全隔离的生活。在全部的年龄段中，30岁以上的人群过着与运动距离最远的生活。如果按照年龄段排列不热爱运动比率的话，男性是30岁以上 > 20岁以下 > 40岁以上的顺序，而女性是30岁以上 > 20岁以下 > 40岁以上的顺序，这与男性的顺序是相同的。而运动最有规律的年龄段顺序是，男性60岁以上 > 50岁以上 > 70岁以上，女性则是50岁以上 > 60岁以上 > 40岁以上的顺序。社会活动最活跃的年龄段是30岁以上，所以这一年龄段的人普遍认为自己还不需要另外腾出时间进行运动，原因在于他们认为自己还很年轻。

继续治疗成人病的理由

成人病的最大问题是，当下并没有感到特别痛的地方，所以并不是那种需要特别管理的疾病。即使有的人被测出血压为150/100mmHg（如果超过了140/90mmHg的话就会被诊断为高血压），症状也不会立刻出现。事实上，在大多数情况下高血压或者糖尿病等成人病，并不是因为患者本人有什么不舒服的症状，去医院进行检查之后才发现的。更多的时候是在没有任何症状的情况下，接受了定期的身体检查之后偶然发现的情况更多一些。

那么，成人病为什么需要尽快治疗呢？最重要的原因在于成人病的并发症。即使有的人得了成人病也不会有什么不舒服的感觉，但是一旦人们忽视了它，1年或者10年之后，必然会出现由它导致的各种并发症。即使当时并没有什么不舒服的现象，但是却必须要接受治疗，这就是成人病。

如果30岁以上的人忽视了这种成人病的发病现象，那么到了四十五六岁的时候就会开始出现各种并发症。血管会变得又窄又硬，有可能会出现心肌梗塞或者脑中风的现象。肾会出现问题，小便会出现异常现象，或者是身体会出现浮肿的现象。末梢神经也会出现问题，产生麻麻的症状，还会出现脚部腐烂的糖尿足病症。除此之外，还会出现眼部并发症。即使是当下不会出现任何症状的成人病，一旦忽视的话就会导致再也无法挽回的结果。

按照以下两个项目测试一下，如果超过了基准值且属于30岁以上的人群的话，请立刻开始进行对自己身体的管理吧。

+ 肥胖度计算方法

身体质量指数 [体重（kg）÷身高的平方（m^2）]：23.9以上

腰围：男性 90cm以上，女性85cm以上

超过了以上标准的人，也就是说，身体质量指数超过了23.9，或者男性的腰围超过了90cm、女性的腰围超过了85cm的话，那么从现在开始就需要运动和饮食调节。即使没有超过以上标准也不能过于松懈，因为并不是外表看起来健康，就表示身体内部也很健康。而且不要只看外表就对健康太过自信，要定期接受身体检查，并坚持做运动、调节饮食。

“什么饮食疗法啊、运动啊，无论多努力肚子上的肉还是没减少。”
“减肥之后的确是少了很多脂肪，但是眼角周围的皱纹却越来越深了。”

Bonus Page

30岁以后，能够帮助减肥的方法！

30岁以后，无论多么努力地进行适合自己的饮食疗法和运动，也会出现“仅靠努力还是不够”的关键点。为了能够有效地进行减肥，不要一味地对外界的帮助采取否定态度。为了能够有效地进行运动，不要只是找私人教练或者仅仅接受专家的帮助。如果在个人努力的基础上再接受专家的帮助的话，那么就能够更快、更有效地实现自己制定的目标。现在让我们一起了解一下这些方法吧。

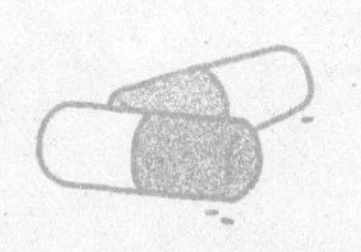

01 所有的减肥药都对身体有害吗?

正因为关注减肥的人越来越多，所以市面上出现了各种各样的减肥产品。所有的产品都在广告中强调自己产品的强大的减肥效果，不仅种类繁多，价格也是千差万别。那么这些减肥药品和辅助剂到底有没有减肥效果呢?

必须要有医生处方的专业药品

在必须要有医生处方的专业药品中，使用的最多的就是抑制食欲的药品。大脑掌管饥饿或者饱腹的感觉，会分泌一种神经递质，而这种神经递质会刺激饱中枢，使人产生饱腹感，参与这一过程的神经递质是“去甲肾上腺素”和“血清素”。这两种神经递质会刺激大脑的饱中枢，使人产生饱腹感。医生所开的处方中大部分是食欲抑制剂，与掌管着产生饱腹感的神经递质有关。减肥药的作用原理虽然略有差异，但是最后的结果都是一样的，即增加去甲肾上腺素和血清素的分泌，使肚子产生饱腹感的感觉。这就是医生开的食欲抑制剂。

除此之外，还有增加代谢量的咖啡因和麻黄素合成剂，以及消除身体浮肿现象的利尿剂等。但是在这些药物之中，对减少体重和体内脂肪效果最好的就是食欲抑制剂，而其他的药物只能起到辅助食欲抑制剂的作用。

+ 有助于减肥的药品种类

产品种类	内容
专业药品	需要医生的处方，然后去药店进行购买的药品
普通药品	不需要医生的处方，可以在药店购买的药品
功能性食品	含有有助于减少体内脂肪成分的食品，不仅能在药店购买，而且也能在网络或者电视购物中购买
替代食物	能够代替食物的低热量产品，通过网络、电视购物、便利店都能购买

在减少体重和体内脂肪方面，有着戏剧般效果的就是医药品。其中必须要有医生开的处方才能买到的药品，具有任何产品都无法比拟的强力的减肥效果。饮食调节是减肥过程中最基本也是最重要的部分，如果总是不停地摄取食物，却还想减掉在身体里已经稳定下来的脂肪，那相当于以卵击石。调节想要吃东西的欲望，即调节食欲是减肥的关键。

在人们所认为的减肥作用很明显的产品中，只要能直接影响食欲的药品那么都需要医生的处方，这样的产品都属于“专业药品”。但是这种专业药品需要医生的诊疗和处方才能购买，所以想要购买的话会非常麻烦。如果不遵医嘱乱服用这种药物的话，那么很有可能会对身体健康产生影响，所以服用这种药物的时候一定要慎重考虑。

在药房也能购买的普通药品

目前，市面上有很多不需要医生的处方，就能在药房购买的减肥药品。这种药品属于普通药品类的减肥辅助剂，可分为很多种，其中最具代表性的成分就是“澡朊酸”。澡朊酸也被称为“饱腹感诱导剂”，具有很强的吸水特性，通常能吸收比自身重200～300倍的水分。吃饭前服用的澡朊酸药剂在胃里停留的过程中会吸收水分，然后它的体积就开始在胃里膨胀。这种过程会刺激大脑分泌出能够传达饱腹感的激素，使人产生饱腹感。在能让我们感受到饱腹感的各种要素中，最重要的一点就是食物的体积。只有摄取了一定程度的食物，食物才会在胃里占有一

定的体积，这样胃部才会感受到膨胀。同时，因为这种刺激胃里会分泌能够刺激饱中枢的激素。服用澡朊酸是利用了没有热量却只有体积的原理，所以即使是摄取比以前少很多的食物也能产生饱腹感。

然而，这并不意味着所有的人都能感受到澡朊酸产生的效果。最能感受到这一效果的人，是那些平时饭量就很大的人。这些人为了减肥在减少食物的摄取量时，会感受到非常难以忍受的饥饿感，此时澡朊酸就能起到非常大的作用。相反，如果问题并不在于饭量，而是在于摄取的食物的种类，那么澡朊酸对这类人是起不到太大的帮助作用的。而大部分的女性恰恰属于这一类型。

一般情况下，男性发胖的大部分原因在于他们所摄取的食物量很大。但是，通常情况下女性发胖的原因并不在于摄取的食物量的多少，而是因为她们更喜欢口感较甜的食物或者零食，在这样的情况下即使服用了澡朊酸也很难产生减肥效果。基于此，在服用药物之前首先要准确了解自己的饮食习惯，这样才能接受适合自己的帮助。

对减少体内脂肪有帮助的功能性食品

2012年，食品和药品安全部门公布了针对减少体内脂肪有帮助的功能性食品原料的研究，研究表明这些功能性食品原料多少有科学根据。在评价范围内的原料，包括了藤黄果果皮提取物、绿茶提取物、香蜂叶提取物、苏子叶提取物、左旋肉碱、共轭亚油酸等。那么，这些被人们所熟知的有助于减少体内脂肪的原料到底有着多少的科学根据呢？

+ 健康功能食品的作用　　出处：2012食、药品厅公布资料

功能区分	功能内容	具有功能性的原料或者成分
营养元素功能	人体正常功能或者生物学活动中营养元素的生理学作用	营养元素
生理活性功能	对人体的正常功能或者生物学活动有着特殊效果，有助于健康或者提高功能的作用，并且有着能够维护、改善健康的功能	功能性原料
减少疾病功能	与疾病的产生或者健康状态有关的功能	

减肥辅助剂中的功能性原料相当于“生理活性功能”，而生理活性功能可以分为以下三种。通过各种人体实验和动物实验，已经证明了有助于减少体内脂肪的生理活性功能的是第一等级。通过人体实验在某种程度上已经证明了有体重减重效果，并且通过动物实验和试管实验，能够为人体实验结果提供某种程度上的科学理论，这属于生理活性功能第二等级。虽然能够减少体内的脂肪，但是相应的人体实验却很缺乏的属于生理活性功能第三等级。

这些有助于减少体内脂肪的功能性食品含有的原料，获得了1～3等的评价。其中藤黄果果皮提取物属于第一等级，其他的原料都获得了第二等级的评价，不存在属于第三等级的原料。现在，需要我们了解的也就是在第一等级和第二等级之间，存在多少临床资料上的差别。也就是说，生理活性功能等级，并不是划分哪种原料能更快、更多地消除体内脂肪，而是能够证明效果的资料哪一个更多的差别而已。

世界上有一个共同的原理，那就是如果想要获得更多的利益那么就必须要承受相应的压力。即使是那些广告中所宣传的有助于减肥的药品或者功能性食品也是如此。只需要用鼠标点击一次或者通过家中的电话就能购买到的食品，服用后没有什么副作用也就意味着没有多少减肥效果。

必须服用专业药品的情况

如果因为对体重和外形有着过分的担忧，却在短时间内摄取很多的食物，然后又因为内疚感和害怕体重上升而故意将摄取的食物吐出来的话，是很难通过个人的意志力改变这一现状的。这个时候一定要去医院进行适当的诊断，而且如果存在病态的意识障碍的话，一定要服用适当的药物。

并不是只有进食障碍的人才需要服药，对于那些摄取的食物量本身就很大，而通过自身的意志又很难控制的人，或者饮食量并不大但是却有着错误的饮食习惯的人，这些人在改变错误的饮食习惯的过程中都需要食欲抑制剂的辅助。这个时候一定要与专业医师进行充分的沟通。

当然，如果不需要药物或者是医生的帮助也能自己一个人调节食量的话，那最好不过了。但是如果在通过个人的努力之后，最后总是以失败告终且受到挫折的人，与其自暴自弃倒不如接受医生适当的帮助。

事实上除了这些存在饮食失调的人之外，选择减肥辅助剂或者药物的最终决定权还是在于自身。选择一个月要花费数十万韩元或许还不会有什么减肥效果的功能性食品，或者接受医生的诊断之后接受食欲抑制剂处方，最终的决定权还取决于自己。但是选择这种辅助药品的时候，不要一味地恐惧或者期待那些不太现实的效果。减肥的过程中最有效的食欲抑制剂，一旦使用不当就会出现问题，但是如果适当地使用就能够帮助自己完成一个人无法完成的饮食疗法。

食欲抑制剂变成有害药物的背景是什么?

① 食欲抑制剂是有害的药物?

食欲抑制剂是直接会对大脑产生作用的药物，所以一定会有副作用。比如，人在服用这种药品后会出现失眠的症状，情绪波动可能也会很大，还会出现口干舌燥、心跳加速或者血压和脉搏上升的现象。再加上媒体报道了关于人在服用了无法辨别的食欲抑制剂之后，出现死亡或者致命性副作用的新闻，导致食欲抑制剂陷入了负面的泥潭。

1990年，开减肥药的同时会开食欲抑制剂苯丁胺和氟苯丙胺，体重出现戏剧般的效果，后来将这种同时开两种药物的处方叫作“苯—苯疗法”。但是后来我发现接受了苯—苯疗法的人们，患上了心脏瓣膜病或者产生了肺动脉、高血压等致命性的副作用。后来，人们证实这种现象是受到了氟苯丙胺的作用而产生的副作用，从此氟苯丙胺退出了历史舞台。相反，苯丁胺依然是人们使用得最多的食欲抑制剂之一。近几年来，一直被认为长时间服用也很安全的食欲抑制剂西布曲明也退出了市场，食欲抑制剂成了人们热议的话题。

② 需要医生的诊疗和处方的食欲抑制剂

虽然关于食欲抑制剂的安全性问题一直处于争论之中，成了舆论集中轰炸的对象，但是我们不能偏激地认为食欲抑制剂是危险的。事实上，在这一问题上存在的最大隐患是，在没有医生诊疗的前提下过多地服用食欲抑制剂，或者随意服用还没有进行过安全性检查的各种食欲抑制剂。目前，能够对去甲肾上腺素产生影响的苯丁胺、苯甲曲秦、马吲哚等药物，已经经过了FDA认证，可以在治疗肥胖症的过程中短期服用三个月。而作用于血清素的氟西汀是被公认的治疗神经性暴食症的治疗剂。但是，即使是已经得到认可的食欲抑制剂，由于人体对这种药物会产生耐性或者依赖性，所以也一定要经过医生的诊疗并且按照处方谨慎服用。

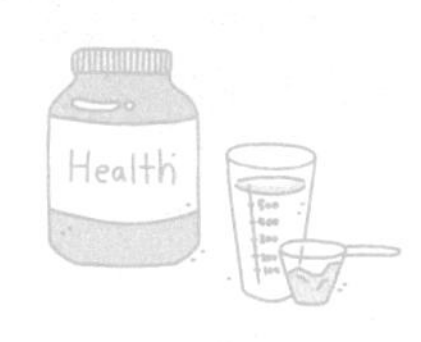

健身辅助药物真的有效果吗?

在为了塑造身材而进行运动的人中，每个人至少都服用过补充剂，这种健身辅助药物非常普遍。很多人为了能够更快地看到效果，而去寻找各种有效的补充剂。目前，这种补充剂的种类非常繁多，从纯粹的蛋白质补充剂到碳水化合物混合蛋白质的补充剂、个别的氨基酸补充剂等，根据个人的不同需要可以有选择性地服用。那么，这样的健身补充剂到底有多大的效果呢?

根据需要选择蛋白质补充剂

在这些种类繁多的补充剂中，卖得最火的是纯粹的蛋白质补充剂、蛋白质和碳水化合物混合的补充剂。进行肌肉运动时产生的小伤，通过休息就能得到修复，通过这种修复过程肌肉会变大。此时在修复受损的肌肉时有一种营养素会起到非常重要的作用，这种营养素就是蛋白质。如果蛋白质的摄取量不足的话，那么那些受损的肌肉就很难治愈，于是肌肉也很难变大。为了更快、更有效地增加肌肉的大小，就需要摄取足够的蛋白质。而如果摄取的所有的蛋白质都要用来加大肌肉的话，那么就需要碳水化合物。

前面的内容中已经讲到过，在我们身体中碳水化合物就如同柴火，蛋白质就如同建筑的柱子。当柴火不够人马上就要冻死的情况下是无法建立柱子的，所以在碳水化合物不够的状态下摄取的蛋白质也是很难成为有效的材料的，而且蛋白质还会代替碳水化合物充当能量使用。所

以，如果想要增加肌肉的话，不仅需要摄取蛋白质，也需要摄取碳水化合物，这一点非常重要。只是当碳水化合物的摄取量增加的时候，体内的脂肪也很难减少，相反还有增加的危险性。

纯粹的蛋白质补充剂主要是体重过重的男性进行减肥时使用的，而蛋白质和碳水化合物混合的补充剂通常是偏瘦的男性增加肌肉的时候，为了能够有效地将蛋白质转换成肌肉使用的。

在这里有一点必须要重点解释一下，那就是补充剂并不是增加肌肉必需的要素。补充剂的成分是碳水化合物和蛋白质，碳水化合物可以通过摄取米饭、红薯、土豆等食物获得，而蛋白质可以通过摄取鸡蛋、鸡胸脯肉、豆类、豆腐等食物获得。那么，为什么要吃补充剂呢？那是因为这种补充剂吸收快且十分便利。进行运动的时候，某一部位的肌肉看起来变大的现象叫作“抽气效应”。这是因为人在运动时受到刺激之后，血液与体液会聚集到肌肉部位。当血液集中到肌肉的时候，如果摄取了优质的蛋白质的话就有可能有效地传递到肌肉上，能够提高增大肌肉的效果。这一时期被称为“机会之窗”。

而且，这个时候如果摄取了能够更快被人体吸收的蛋白质的话，对有效地增加肌肉会有所帮助。与那种吸收起来需要消耗很长时间的食物相比，粉末状的蛋白质更易于被人体吸收。所以粉末状的蛋白质补充剂最好是在结束肌肉运动之后立即服用。

蛋白质补充剂可以溶解到水或者牛奶中服用，其优点就是服用的时候非常便利。鸡胸脯肉或者鸡蛋等食物，经过高强度运动之后在体温上升的情况下是很难摄取的。然而，粉末状的补充剂可以溶解到水或者牛奶中服用，在补充水分的同时还可以补充蛋白质和碳水化合物。

这种类型的补充剂的确见效快且十分便利，但是这样的优点并不意味着它是能起到魔法效果的神秘药物，所以不要完全依赖这种补充剂，而是要根据运动目的和自身的身体状况服用。

个别的氨基酸补充剂并不会对改善疲劳有所帮助

在个别的氨基酸补充剂中，使用最多的是支链氨基酸和谷氨酰胺。支链氨基酸指的是人体必需的氨基酸中的高氨基酸、异亮氨酸、缬氨酸3种氨基酸，它们与其他的氨基酸有着不同的特性。谷氨酰胺属于人体12种必需氨基酸中的一种。支链氨基酸被开发为补充剂的时候，当时所指的最大效果是减少疲劳感。

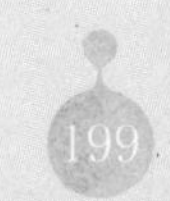

但是，现在这种观点已经渐渐失去了其可靠性，摄取支链氨基酸补充剂对缓解疲劳没有任何帮助，大多数专家都持有这样的观点。

谷氨酰胺能够增加肌肉量和力气，并且能够提高人体免疫力，但是这一点也缺乏科学依据。特别是谷氨酰胺，是人体可以自行进行合成的“非必需氨基酸”。也就是说，即使我们摄取的谷氨酰胺非常少，身体也能够制造出我们所需要的量。

+ 必需氨基酸 VS 非必需氨基酸

我们区分氨基酸时会用到“必需”和“非必需”，但这并不代表那是我们身体需要或者不需要的意思。人类想要生存下去就需要所有的氨基酸，其中有些氨基酸是别的氨基酸无法代替的。必须要通过外界摄取才能获得的氨基酸叫作“必需氨基酸”，而不用从外界摄取也能通过其他的材料补充不足的部分，以便调节氨基酸的等级，这样的氨基酸叫作“非必需氨基酸”。

根据性价比来看，个别氨基酸补充剂并不是什么有效的补充剂。为了增加肌肉而进行运动的人，已经开始摄取充足的蛋白质量，吃饭的时候会吃鸡胸脯肉或者鸡蛋。除此之外，还会摄取肉类或者海产类，这已经摄取了足够的蛋白质了。在这样的情况下摄取能够构成蛋白质的一部分的几种个别氨基酸，分析这些氨基酸到底能产生多大的作用的时候自然会得出否定的结论。如果有一定的关于营养学方面的知识的话，其实没必要购买谷氨酰胺等非必需氨基酸，这种不必要的开销只不过是浪费金钱而已。

咖啡因制剂与肌酸要通过诊断后摄取

当然也有一些补充剂的功能性是得到了认证的，那就是咖啡因制剂与肌酸。

很多人都知道咖啡因，咖啡、可乐、巧克力、疲劳恢复剂等都广泛含有这种成分。它能够提高人的运动能力，特别是能够提高维持数十分钟以上的持久力。此外，它还能够提高人运动时的集中力，并能提高燃烧脂肪的效果。但是，减肥之前对咖啡因的摄取量较多的人，对咖啡因的反应已经变得迟钝了，所以很难取得更大的效果。而且，对患有心律不齐的人而言，他们是不适合服用咖啡因的。平时很少摄取咖啡因的人，或者并非患有心律不齐等心脏疾病的人，如果运动前服用咖啡因的话是非常安全且有效的，对他们而言，咖啡因是一种提高机能的辅助剂。适合每个人的摄取量虽然有所不同，但是大体上每天喝一两杯是比较安全的。运动之前喝一杯咖啡有助于燃烧脂肪，提高注意力，并且能够增加运动执行能力。砂糖和伴侣含有很高的热量，所以如果要进行减肥，那么最好摄取纯的黑咖啡。

对于普通人而言，大多数人并不怎么熟悉肌酸，但是它的效果却是已经被认证的，并且是允许使用的几种补充剂中的一种。肌酸能够增加30秒之内结束的高强度运动执行能力。仰卧推举和半蹲式等大部分的肌肉运动，做一个回合需要消耗30秒左右的时间，摄取肌酸能够有效地提高这种肌肉运动的运动能力。比如，一个人能够举着30kg的杠铃进行15

次半蹲式运动的话，在服用了肌酸之后能够举着35kg的杠铃进行15次半蹲式运动。肌酸不仅有助于肌肉量的增加，还有助于减少体内脂肪、克服停滞期。

那么，是不是任何人都能服用肌酸补充剂呢？答案是否定的，患有心脏疾病的人或者老人尽可能不要服用这种补充剂。如果是健康的成人的话，那么这还是一种安全且有效的补充剂。特别是为了减少体内脂肪而减少碳水化合物的摄取时，运动精力也会随之降低，此时如果服用肌酸补充剂的话，能够起到一定的帮助作用。当运动进行到某种程度之后身体再也没有任何反应，进入了“停滞期”的人也可以考虑摄取肌酸补充剂。但是，服用肌酸之前最好进行一下简单的血液检查，以防万一的做法是最安全的。

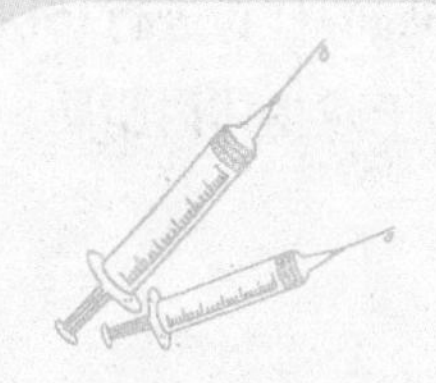

通过注射治疗能够减少体重吗?

目前，最受人们关注的注射治疗方法有三种，在脂肪层注射二氧化碳的二氧化碳休克治疗法、注射低渗溶液混合加速脂肪分解药物的HPL法，以及能够直接破坏脂肪细胞的PPC法。下面让我们一起了解一下它们的效果吧。

二氧化碳休克治疗法、HPL法、PPC法

二氧化碳休克治疗法是指在皮下脂肪层注射液化的二氧化碳，对体型进行改善的手术方法。这种手术的原理是，通过注射二氧化碳，使脂肪细胞之间的压力局部增加。这种物理性的刺激，能够达到破坏脂肪细胞的效果。然后，再根据波尔效应（Bohr effect）的原理，刺激脂肪分解。血红蛋白具有搬运氧气的作用，它首先会把氧气搬运到二氧化碳较多的身体组织中。如果我们将二氧化碳注射到脂肪组织中，血红蛋白就会优先把氧气搬运到脂肪组织中。这种现象类似于有氧运动，能够对局部的脂肪进行分解。但是，这种方法的缺点是，与其他的注射治疗方法相比，这种方法带来的痛症要大很多。

HPL（Hydrolipoclasia）是在脂肪层注射低渗溶液混合加速脂肪分解药物的减肥方法。这种方法能够分解身体局部的脂肪。我们的身体维持着一定程度的渗透压，如果注射低渗溶液，也就是比我们的体液浓度小的液体的话，脂肪细胞就会被分解。而且，因为注射了低渗溶液，脂肪细胞会受到渗透压的作用，从而受到物理性的破坏。与此同时，被混合在一起的药物也会刺激脂肪的分解，我们通常使用的药物是哮喘治疗药物“氨茶碱”。

刚开始利用氨茶碱进行局部脂肪分解的时候，“哮喘治疗药物被当作肥胖治疗药物”的新闻，在医生之间也产生了很大的争论。氨茶碱能够刺激我们体内的β肾上腺素受体，β肾上腺素受体存在于我们体内的平滑肌、心肌以及脂肪细胞中。在医学上，氨茶碱用来刺激位于支气管平滑肌的β肾上腺素受体，起到松弛支气管平滑肌的作用，从而使支气管扩张。通常用来治疗呼吸器官有问题的患者，特别是那些有哮喘病的患者。但是，上文中也说过，脂肪细胞中也含有β肾上腺素受体。运用氨茶碱来刺激脂肪细胞中的β肾上腺素受体，从而加速脂肪分解的假说，现在已经广泛地用于肥胖症的治疗。虽然这种方法的治疗效果并没有被客观地认证过，但是，进行过这种手术的医生认为是有效果的。副作用有手抖、心跳加速或者呕吐。

世界性的顶尖明星布兰妮·斯皮尔斯表示，自己是通过PPC（Phosphatidylcholine）这个方法进行减肥的，收到了很大的效果之后才变得非常有名的。PPC之所以会受到关注，是因为研究者们通过组织检查结果发现，这种方法能够直接破坏脂肪细胞。这种方法不仅能改变细胞的大小，还能减少脂肪细胞的数量，是除了抽脂手术之外，唯一能够产生这种效果的手术，因此，PPC受到了很大的关注。这种方法注射的主要成分是脱氧胆酸盐（Deoxycholate）和卵磷脂（Phosphatidicolin）（虽然PPC是这种注射剂成分中卵磷脂的简写，但是，现在代表这种注射方法本身）。其中，脱氧胆酸盐的主要作用是分解脂肪，卵磷脂的作用是缓解单独注射脱氧胆酸盐产生的痛症，并且能够使药物在脂肪层均匀地扩散，使所有的地方都能出现减肥效果。这种方法的副作用是瘀青、连续两天左右的火热感和痛症等。如果一次性注射的量过多的话，还会出现呕吐、腹泻等现象。

注射治疗无法减轻体重

前面所说的这些注射治疗方法与减少体重是没有什么关系的。注射治疗并不是减少体重的方法，而是对那些堆积过多的脂肪进行局部分

解的方式。很多时候，我们都会用“冰雕”来比喻运动、饮食调节和手术。刚开始的时候，如果把我们的身体比作一块冰的话，那么，对这块冰进行整体打磨和细部雕刻的过程，就如同饮食调节、运动和手术的过程。饮食疗法和运动如同对冰块进行整体打磨的过程，手术则是对冰块进行细部雕刻的过程。然而，在冰块上雕刻出漂亮的眼睛和鼻子，并不代表就能雕刻出一件了不起的作品。我们还需要通过饮食疗法和运动对体型进行整体的打磨，如果没有这个过程的话，仅靠减少局部脂肪的方式是无法产生太大效果的。

面对这种注射手术，很多人都会有这样的疑问：“花这么多的时间和金钱，并且承受着这么大的疼痛接受了这种注射手术，是否真的能够产生巨大的效果呢？”从结论开始说起吧，这种手术的确能够产生一定的效果，但是效果有多大，不同的人会有很大的差异。这种方法有时会产生令人惊讶的巨大效果，但是，有时也会什么效果都没有，甚至还会出现让人变得更胖的情况。而导致这种“个人差”的原因就是努力，也就是，在进行饮食调节和运动的时候，每个人的努力程度不同所致。也就是说，不通过饮食调节和运动，仅靠这种注射疗法进行减肥的话，是很难产生太大效果的。

脂肪细胞是非常有活动性的组织，即使什么都不做，脂肪细胞也会不停地分解和再合成，是“非常勤劳的组织”。运动和饮食调节能使消耗量比摄取量更多，使得被分解的脂肪无法再次合成，而是变成能量直接消失掉。大部分的注射手术是刺激脂肪细胞，使脂肪细胞分解得更快、更多。但是，如果没有运动和饮食调节，就那么置之不理的话，这种被分解的脂肪细胞还会在原地重新结合。通过注射治疗和药物分解掉的脂肪，如果我们不努力，也就是说，如果我们不进行饮食调节和运动，使其排出体内的话，是没有任何用处的。

帮助分解不容易排出去的脂肪

那么，注射手术的目的到底是什么呢？该如何活动才能最有效呢？有一点值得注意，我们身体的有些部位会先变瘦，但有些部位无论怎么努力都无法变瘦。大部分年轻女性苦恼的是，无论怎么努力，大腿、手臂和腹部都无法变瘦。即使通过饮食调节和运动，自己希望减掉的部位也没有任何变化，希望不要变小的胸部却在快速地变小。此时，能够帮助这些通过努力无法变瘦的部位快速分解脂肪的方法，就是注射手术。

并不是手臂进行运动，手臂上的脂肪就会变少；下半身进行运动，下半身的脂肪就会减少。运动和饮食调节能够从整体上清除我们体内多余的脂肪，但是，我们这种与生俱来的体质决定了，仅通过这种方法无法快速地减掉自己所希望的部位的脂肪。而解决这个问题的唯一方法就是注射手术。了解了这种注射手术的原理后，是否能够活学活用，最后也会使手术结果产生巨大的差异。

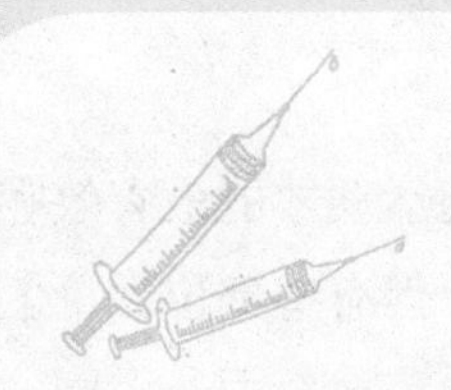

吸脂手术带来的戏剧性效果是……

吸脂手术是减肥方法中人们最后的选择，虽然属于外科治疗方法，但是可以从根本上消除大量的脂肪细胞。这种方法与本人的努力无关，而是取决于医生从我们体内抽出的脂肪，效果非常明显。那么，吸脂手术真的是万能的必杀技吗？

即使做了吸脂手术，也会出现反弹现象

年轻的时候，脂肪细胞数量的增加会使我们变胖，当成长停止后，脂肪细胞的数量几乎不变了，但是脂肪细胞会变大，这时候，脂肪细胞变大就会使我们变胖。所以，有些医院会做广告，说吸脂手术才是能够减少脂肪数量并且防止反弹现象的最好方法。但是，无论如何进行吸脂手术，也无法完全消除那个部位的脂肪。也就是说，无论消除多少脂肪，还是会有剩下的脂肪。这句话的意思是，即使我们接受了吸脂手术，如果吃得多运动得少的话，剩下的脂肪细胞还是会变大，最后，我们只能变得越来越胖。

但是，如果减少了特定部位的脂肪细胞数量的话，当我们重新变胖时，相比之下，其他部位会变得更胖。比如，吸收了腹部的脂肪时，如果我们疏忽了对身体的管理，体重重新增加时，与腹部相比，大腿或者手臂等部位的脂肪会堆积得更多。当我们摄取食物的时候，体内的脂肪会分享食物中的热量。如果我们接受了吸脂手术之后，依然摄取相同的食物量的话，体内的脂肪会重新开始分享这些食物中的热量。但是，此时腹部脂肪的数量已经减少，就像是做相同的事情，但是人手变少了，

这样一来，每个人需要分担的事情就会变得更多。所以，其他部位的脂肪就会分享腹部脂肪的热量。

吸脂手术反而会增加内脏脂肪

最近，研究结果表明，吸脂手术反而会增加内脏脂肪。吸脂手术能够消除的脂肪是皮下脂肪，但是，除了运动和饮食调节之外，内脏脂肪是没有办法消除的。问题是，内脏脂肪是引发心血管疾病和糖尿病等疾病的主犯，这种疾病能够毁掉我们的健康。所以，吸脂手术并不是为了健康，而完全是为了美容而进行的。那么，为什么人为地消除皮下脂肪会增加内脏脂肪量呢？

消除了腹部的皮下脂肪之后，当我们重新发胖的时候，会发现大腿或者手臂等其他部位相对胖得更多，这种现象也会出现在内脏脂肪中。只要是吃进肚子的食物，总会被储藏在我们体内的某个部位。既然人为地减少了特定部位的皮下脂肪，那么，原本那个部位需要承担的剩余热量就会被其他的脂肪分担，这时候，内脏脂肪就会分担一定的热量。而且，如果为了变得更美，我们接受了吸脂手术之后，没有对身体进行很好的管理的话，最终结果是，不仅不会起到美容的效果，还会危害我们的身体健康。

吸脂手术后，对自身的管理非常重要

在进行吸脂手术之前，医生要与当事人进行慎重的商议之后，再决定从哪个部位抽出多少脂肪。但是，通常情况下，吸脂手术都是根据手术执行者的经验进行的。一味地抽出很多脂肪并不是正确的做法，只有适当地选择吸脂部位和吸脂量，才能塑造出我们所期待的体型。而这个决定完全取决于手术执行者的审美能力和与生俱来的美感。如果让一个缺乏经验且没有什么审美能力的医生进行手术的话，最后的结果也会不尽如人意。

而且，吸脂手术还会带来很多副作用。通过物理方法清除体内脂肪会出现出血的情况，而且，周边组织连接的时候，会使皮肤变硬。如果脂肪清除得不够均匀的话，皮肤表面就会变得凹凸不平。还有一种非常致命性的副作用，那就是，吸脂手术会导致严重的皮肤下垂。皮肤弹性不好的人，如果过多地清除脂肪的话，皮肤就会出现很大的空间。这种空间有多大，皮肤下垂的空间就有多大。这种副作用多见于分娩后的女性，或者年纪非常大导致皮肤弹性变差的人的身上。所以，医生在进行吸脂手术时，一定要按照当事人的年龄和皮肤弹性度适当地进行脂肪清除。如果皮肤已经出现了严重的下垂现象的话，通过吸脂手术清除脂肪之后，还要把多余的皮肤切掉，然后再把剩下的皮肤重新缝合起来。这种方法虽然可以用于腹部整形，但是，有一个很大的缺点，那就是，腹部会留下很大的疤痕。其他手术一样，吸脂手术术后的自身调理也非常重要。我们只有了解了手术可能会出现的副作用以及临界点，才能提高术后的满意度。

如何解决令人头痛的橘皮组织？

橘皮组织是指局部皮下脂肪堆积得过多，最后形成袋子的形状，使皮肤看起来就像“橘皮”一样凹凸不平的状态。而只通过饮食疗法和运动，这种橘皮组织很难得到太大的改善。

+ 男性没有橘皮组织？

男性和女性出现橘皮组织的差异很大。对于男性而言，无论是偏瘦还是体重非常重，在他们身上都很难找到橘皮组织。如果是女性，即使是偏瘦的人，也会有橘皮组织。这是因为，橘皮组织在形成的过程中，雌性荷尔蒙起到非常重要的作用。这意味着，女性天生就容易产生橘皮组织。

通过改变生活习惯，预防橘皮组织的方法

我们身体特定部位的皮下组织堆积了脂肪以后，会出现微循环障碍和淋巴循环障碍，导致出现浮肿和结节，使原来的脂肪形状出现变形，这就是橘皮组织形成的原因。

虽然引起橘皮组织的原因有很多，但是橘皮组织较多的人通常有以下几个共同点。喝酒、抽烟、喜欢吃比较咸的食物、喜欢穿紧身的衣服或者内衣，他们生活中的大部分时间都是坐着的。已经形成的橘皮组织，仅仅通过改变生活习惯的方式，是很难完全消除的。但是，只要我们平时稍微多注意一点的话，还是非常有助于预防和缓解橘皮组织的。

① 减少体内脂肪的总量

橘皮组织的产生不仅仅是因为脂肪堆积得太多，而是因为正常的脂肪组织出现了变化。如果脂肪堆积得越多，挤压周围脂肪和血管的压力就会越大，发生血液循环障碍和淋巴循环障碍的危险性就会越高。也就是说，越胖产生橘皮组织的危险性就越高。所以，预防脂肪堆积并且减少已经储存在体内的脂肪，是降低出现橘皮组织危险性并且改善已经形成的橘皮组织的第一步。总的来说，为了减少体重并且改善橘皮组织，我们需要减少体内脂肪的总量。

② 不要接触烟、酒

酒精，不仅具有很高的热量，还会使饱中枢变得迟钝，增加食物的摄取量，所以，也会成为肥胖的原因。烟会缩小血管，引发血液循环障碍，所以，会提高出现橘皮组织的危险性。如果有很严重的橘皮组织，那么，首先要戒掉酒和烟。

③ 不要坐50分钟以上

坐的时间久了，臀部和大腿上的脂肪自然就会增加，随之就会出现血液循环障碍的现象，成为形成橘皮组织的原因。所以，我们要减少坐着的时间，每隔50分钟要起来运动运动，使臀部和大腿的血液循环通畅。

④ 不要吃太咸的食物

浮肿是形成橘皮组织的重要原因之一。不管什么原因，一旦血管受到挤压，出现浮肿现象，正常的脂肪组织就会发生变化，从而引发橘皮组织的形成。引起浮肿的最大原因就是摄取了过多的盐分，当盐分的摄取量增加时，体内储藏的水分也会增加，最后，出现身体浮肿的现象。所以，我们要减少盐分的摄取量，以便预防身体浮肿的现象。

5 不要穿太过紧身的衣服

太过紧身的衣服会挤压皮肤，妨碍血液循环。特定部位的血液循环障碍很有可能会成为形成橘皮组织的原因。所以，我们要尽可能地避免穿太过紧身的衣服或者内衣。

6 按摩淋巴

淋巴系统是第三个重要的循环系统，是血液与组织之间进行物质交换的通道。不管什么原因，如果淋巴系统中淋巴液的数量增加，导致出现浮肿现象的话，就会对脂肪细胞之间的血管产生压力，从而增加橘皮组织形成的危险性。按摩淋巴，能够减少淋巴系统中增加的体液，起到减少浮肿的作用，也能预防橘皮组织的形成。特别是那些袜子的勒痕比较严重的体质，更需要经常按摩下半身的淋巴。如果不是那种容易出现浮肿现象的体质的话，为了预防橘皮组织的形成，也要经常按摩小腿和大腿的淋巴较好。

+ 按摩小腿和大腿部位的淋巴

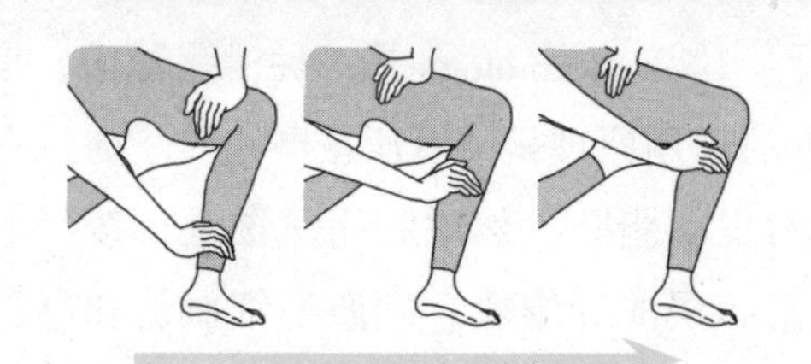

单手按摩法：一只手放到脚腕处，另一只手放到膝盖处。利用手掌的压力，用力揉搓，一直向上按摩到大腿。重复进行10次左右。

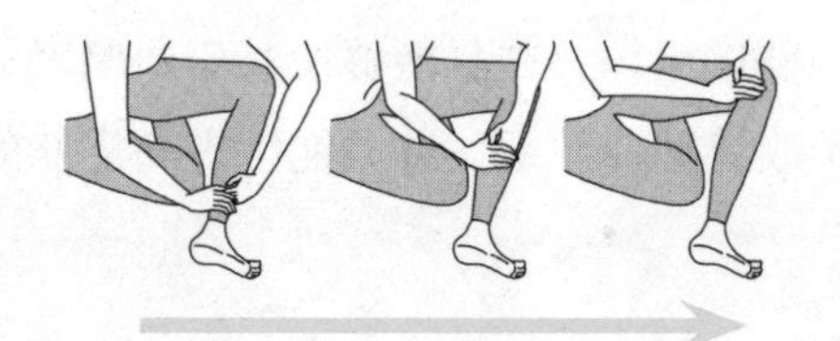

双手按摩法：双手重叠，利用两只手的手掌轻轻按压，从脚腕开始向上轻轻地按摩，一直到大腿。重复进行10次左右。

7 减少摄取不好的碳水化合物和脂肪

不好的碳水化合物和脂肪会诱发肥胖，增加橘皮组织形成的危险性。大米、白面粉和饼干等都属于不好的碳水化合物，五谷饭、糙米等都属于优质的碳水化合物。肉类中含有的脂肪是不好的脂肪，豆类中含有的植物脂肪是优质的脂肪。通过人工方法改变脂肪形状的反式脂肪是最不好的脂肪。为了能够减少整个身体的脂肪并且改善橘皮组织，我们要减少摄取不好的碳水化合物和脂肪。

需要治疗已经形成的橘皮组织

看了上文的介绍，我们已经了解了橘皮组织形成的原因，以及预防和改善橘皮组织的方法。但是，通过全面减少体内脂肪或者改变饮食习惯的方式，也只能在一定程度上改善体内已经形成的橘皮组织。橘皮组织并不是单纯地减少体重就能治愈的，就像通过后天性的努力，只能在一定程度上改善皮肤上的斑点或者雀斑一样。我们需要改善已经变形的脂肪来治疗橘皮组织，从而达到美容的效果。所以，想要有效地改善因为脂肪变形而形成的橘皮组织，也需要相应的治疗过程。

目前，为了治疗这种橘皮组织，医院会使用各种各样的方法。其中，使用最多的方法是Endermologie。Endermologie是一种治疗器械，是在1970年被研究开发的，其基本的运用原理是“音压按摩法”。通过在皮肤上施加音压的方法，来吸附皮下脂肪，然后利用滚轴进行按摩。“音压按摩法”能够分解皮下脂肪层的纤维质，刺激毛细血管和淋巴管，达到改善血液循环的效果。这种治疗方法，分解脂肪本身的效果并不大，但是，能够防止形成更多的橘皮组织，并且能够使其变回原来的组织性状。“音压按摩法”有助于改善橘皮组织，并且能够提高皮肤的弹性，所以，受到了FDA的认证。

还有一种治疗方法，就是高频治疗方法。高频治疗方法的原理是，通过高频的电能，将热量一直传达到皮肤深层。这种热能能够扩张血管、改善血液循环以及促进脂肪的分解。另一种传达热能的治疗方法是超音波治疗。超音波治疗是利用超音波通过介质时产生的热量，改善血液循环，然后，通过振动效果对脂肪细胞进行物理性的刺激。

除此之外，还有一种能够对脂肪细胞直接产生物理性刺激的体外冲击波治疗方法。这种方法是将电能转换成机械能，对一定距离内的物质，通过冲击力对其产生破坏力。将这种机器运用到橘皮组织的治疗的话，能够对局部堆积在一起的脂肪细胞产生强大的物理性刺激，使已经变形的脂肪变回原来的形状，改善血液循环和浮肿的现象，达到治疗橘皮组织的效果。最近，出现了结合Endermologie和高频治疗方法的机器等，通过结合各种治疗方法的方式，提高了治疗效果。

如何解决在减肥过程中出现的皱纹?

30岁以上的人，都曾在照镜子的时候，深深地感叹，当初只有在笑的时候才会有的眼角纹，如今已经在脸上留下了深深的痕迹。通过减肥，身上的脂肪虽然变得少了，脸上的皱纹却变得越来越深。不仅如此，还有那些变得越来越大的毛孔……重要的是，皱纹并不能通过饮食疗法或者运动得到改善，而且，不同类型的皱纹，治疗方法也是不同的。

能够清除表情皱纹的肉毒杆菌

脸上出现的很多皱纹中，最让人担心的应该是表情皱纹。即使同样是快乐、伤心或者愤怒，每个人脸上的表情却是不同的。有的人微笑的时候，就会眯着眼笑。有的人专注于某件事情的时候，就会皱眉毛。那么，这种因为表情而出现的皱纹，该如何治疗呢？当然，最好的治疗方法就是找到产生皱纹的根本原因，然后才能对症下药。因为表情而产生的皱纹，不做这种表情当然就是最佳的治疗方法。但是，无论我们有多么注意，通过数十年的时间养成的习惯的表情，也是很难改掉的。

此时，能够有所帮助的方法就是“肉毒杆菌（Botox）”治疗方法，虽然这是某个公司的产品名称，但是，实际上，肉毒杆菌（Botox）是以A型肉毒杆菌毒素（Botulinum Toxin A）作为原料的产品统称。以A型肉毒杆菌毒素为原料制造的产品，除了肉毒杆菌之外，还有Botulax、Dysport、BTX等（为了方便读者理解，在本书中统称为“肉毒杆菌”）。

表情是从大脑中传达的命令，通过神经传达到肌肉上，使肌肉出现收缩的现象。所以，想要治疗表情皱纹的话，只需要切断从神经传达到肌肉的命令就可以了。而肉毒杆菌的作用就在于此，肉毒杆菌从神经的末端散播到肌肉上，然后切断传达命令的乙酰胆碱。如果在眼轮匝肌中注射肉毒杆菌的话，笑的时候能让眼睛眯起来的眼轮匝肌的活动会被麻痹，无法让眼睛眯起来。在鼻锥肌和皱眉肌中注射肉毒杆菌的话，能够使形成眉间皱纹的鼻锥肌和皱眉肌无法进行活动，出现麻痹的现象。我们也就无法做出形成眉间皱纹的表情了。但是，这种效果只是“一时间”而已，肉毒杆菌的这种特性，既是优点也是缺点。根据使用的量不同，产生作用的时间长短也有所不同。但是，通常情况下，注射了肉毒杆菌六个月左右的时候，这种效果也就结束了。

肉毒杆菌出现的副作用中，最常见的就是，我们的表情会变得非常不自然。如果为了改善笑的时候出现在眼角的皱纹，注射了肉毒杆菌的话，在某段时间内，笑的时候形成眼角纹的肌肉将无法活动。所以，眼部就不会出现微笑的表情，从而，形成只有嘴巴在笑的“尴尬笑容”。如果是为了改善眉宇间的皱纹，注射了肉毒杆菌的话，注射的量过多时，对眉毛产生作用的肌肉的作用力的方向有可能会发生改变，导致眉毛的形状发生改变，这样一来，表情也会发生改变。最典型的例子是，两边眉毛的眉梢会向上翘，形成类似日本武士的表情，所以被称之为“日本武士眉毛”。如果在眉宇间注射了肉毒杆菌之后，出现了这样的副作用的话，那么，重新在眉梢部位的肌肉中注射肉毒杆菌，对作用力的方向和大小进行调节的话，就能在一定程度上改善这种现象。其实，我们没有必要太过担心肉毒杆菌的副作用，因为这种效果都是“一时间”而已。

除此之外，还有可能会出现的副作用是抗体的形成。如果在数年的时间里重复注射肉毒杆菌的话，我们的身体就会对这种物质形成抗体。简单地说，就是肉毒杆菌再也不会产生效果了。这时，只要换一种肉毒杆菌就可以解决这个问题了。

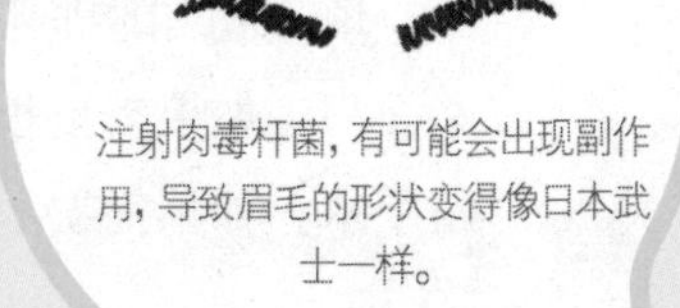

注射肉毒杆菌，有可能会出现副作用，导致眉毛的形状变得像日本武士一样。

从最初刚被商品化的时候开始，直到现在，肉毒杆菌中含有的原料一直都是A型肉毒杆菌毒素。如果长时间注射A型肉毒杆菌毒素后，体内产生了抗体，再也不会对身体产生任何效果的话，那么，注射最新研究开发的B型肉毒杆菌毒素就可以了。

弥补不足的部分——填充物 VS 自身脂肪移植手术

由于体积不够，下陷而产生的皱纹中，最典型的就是法令纹。法令纹产生的部位是，从鼻尖两侧开始一直延续到下嘴唇。其中，从鼻尖两侧到嘴角之间，因为体积不足而产生的皱纹就是法令纹。从嘴角开始一直到嘴唇下方产生的皱纹，是因为活动嘴唇而产生的八字纹。如果是前者的话，只需要补充那个缺少的部分就能改善皱纹。

首先，填充物（Filler）是将一种对人体无害的成分注射到体内，填充不足部分的手术。如果将这种填充物注射到鼻梁，那么，鼻梁很快就会变得挺拔。如果注射到深深凹进去的法令纹，就可以消除这种皱纹。除此之外，这种方法还可以使平平的额头变得很有曲线感，还能够填充凹进去的两腮。填充物的种类很多，其中，与人类关节软骨成分相同的透明质酸HA，能够持续的时间长达10～12个月左右。而且，如果手术之后的结果不太满意或者出现问题的话，还可以立刻融化消除掉。所以，HA是最常使用的一种填充物。

凹进去的部分，也可以用自身的脂肪进行补充。把腹部或者大腿上丰富的脂肪，移植到额头、两腮和胸部等缺少脂肪的部位，就是自身脂肪移植手术。

填充物和脂肪移植的方法用在什么地方最有效呢？最普遍的基准是面积。如果需要填充的面积比较大的话，那么，推荐接受自身脂肪移植手术；如果需要填充的面积较小的话，那么，推荐接受填充物补充方法。理由很简单，就是为了节省材料费。

即使填充物与人类软骨的成分相同，那也不是自己身上的东西。所以，如果需要填充的面积比较大、需要使用的量较多的话，需要支付的价位也会变高。如果从自己身上抽取脂肪进行填充的话，那么，材料费就能节省很多。只是脂肪移植手术需要先从自己身上抽取一部分的脂肪，然后才能开始移植手术，比较麻烦。而填充物是事先都已经准备好的材料，相对比较省事。垫鼻梁或者改善法令纹等，需要填充的面积并不大，需要的量也不大，建议使用填充物进行填充。如果是额头或者两腮等部位，需要填充的量和面积都大的话，即使有点麻烦，也建议使用自身的脂肪。

使面部皮肤富有弹力并且能够改善细纹的激光疗法

在具有改善细纹、增加皮肤弹性以及收缩毛孔的治疗方法中，最典型的是被称之为“普乐西”的分段式激光疗法（普乐西是某个公司生产的机器名称，本书为了帮助读者理解，统称为“普乐西”）。普乐西手术的基本原理是一样的。首先，在皮肤上制造小孔伤口，周围没有受伤的皮肤组织就会对受伤的部分进行治愈，这种方法能够产生收缩毛孔、增加皮肤弹性、改善细纹和改善疤痕的效果。通常情况下，去皮肤科进行普乐西疗法治疗的时候，医生会推荐YAG激光、CO2和玻璃激光等，这些方法是运用不同的介质发射的激光，在皮肤上制造不同形态的小孔而已，其原理都是相同的。

但是，由于普乐西疗法会在脸部留下细微的伤口，所以，有可能会产生“红潮”现象。如果你的皮肤平时就有红血丝或者毛细血管比较发达的话，那么，一定要充分地考虑得失之后，再决定是否进行治疗。另外，还要考虑到长痘和脱皮的可能性。虽然，总体来看，普乐西能够起到收缩毛孔的作用，但是，这句话也意味着，原本要从毛孔排出去的皮脂会在皮肤下面积攒，很有可能会引发皮肤过敏。皮肤过敏是指，由于毛孔角质层变得过厚等原因，导致毛孔堵塞而引起的症状。通过激光疗法收缩毛孔的时候，也有可能引起长痘等皮肤过敏现象。

事实上，是否要接受这种疗法，完全取决于个人。从整容学的角度来看，虽然皱纹会影响美丽的容颜，但是，有些人笑起来的时候，嘴角的皱纹反而会增加魅力。大腿上出现只有自己能看到的橘皮组织，并不意味着自己比别人难看。但是，如果这种现象影响到了自己的自尊心，并且对自己产生了很大的压力的话，就有必要考虑接受这些疗法了。因为通过这种疗法，能够更轻松地消除那些不利的因素。